博多に生きた藩医

原三信の四百年

原　寛
Hara　Hiroshi

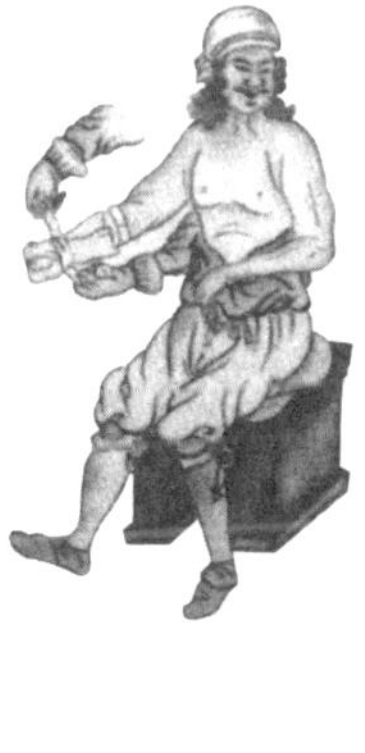

石風社

表紙カバー　装画『阿蘭陀経絡筋脈臓腑図解』
『小宇宙鑑』
表紙　装画『阿蘭陀経絡筋脈臓腑図解』
扉　装画『阿蘭陀外科術式図譜絵巻』

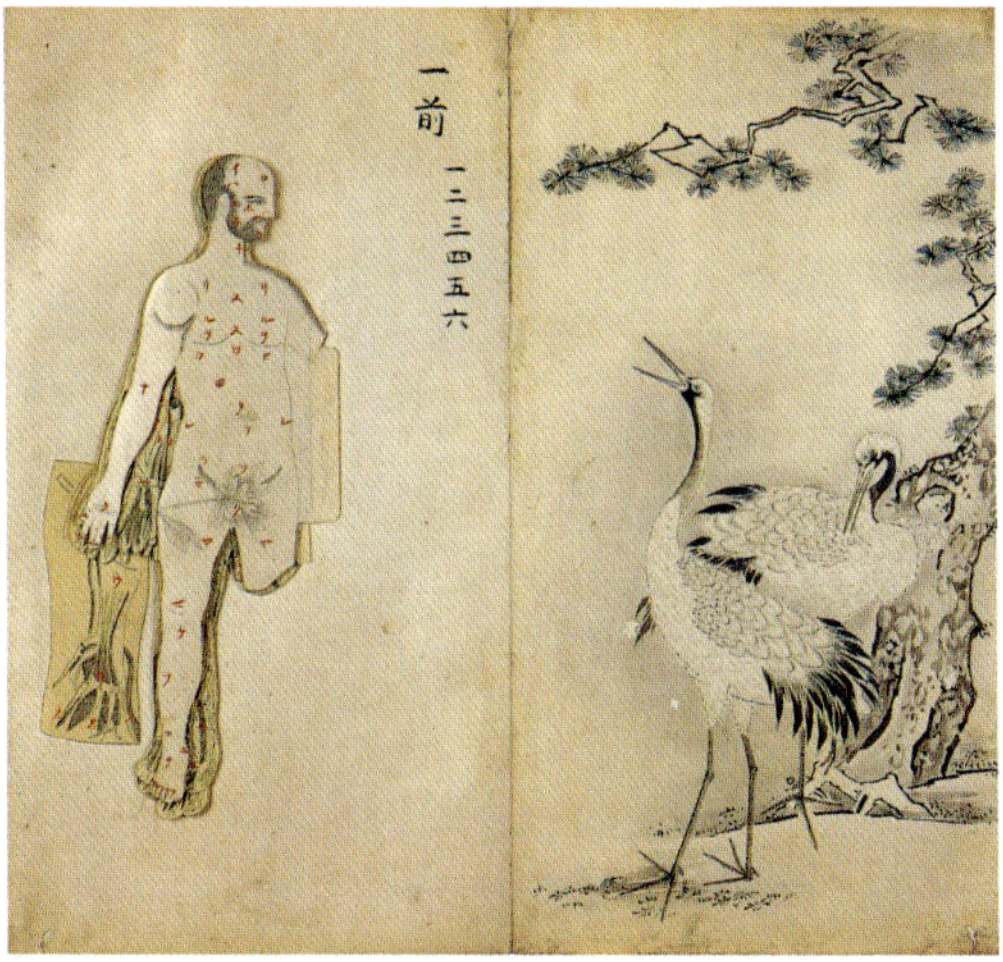

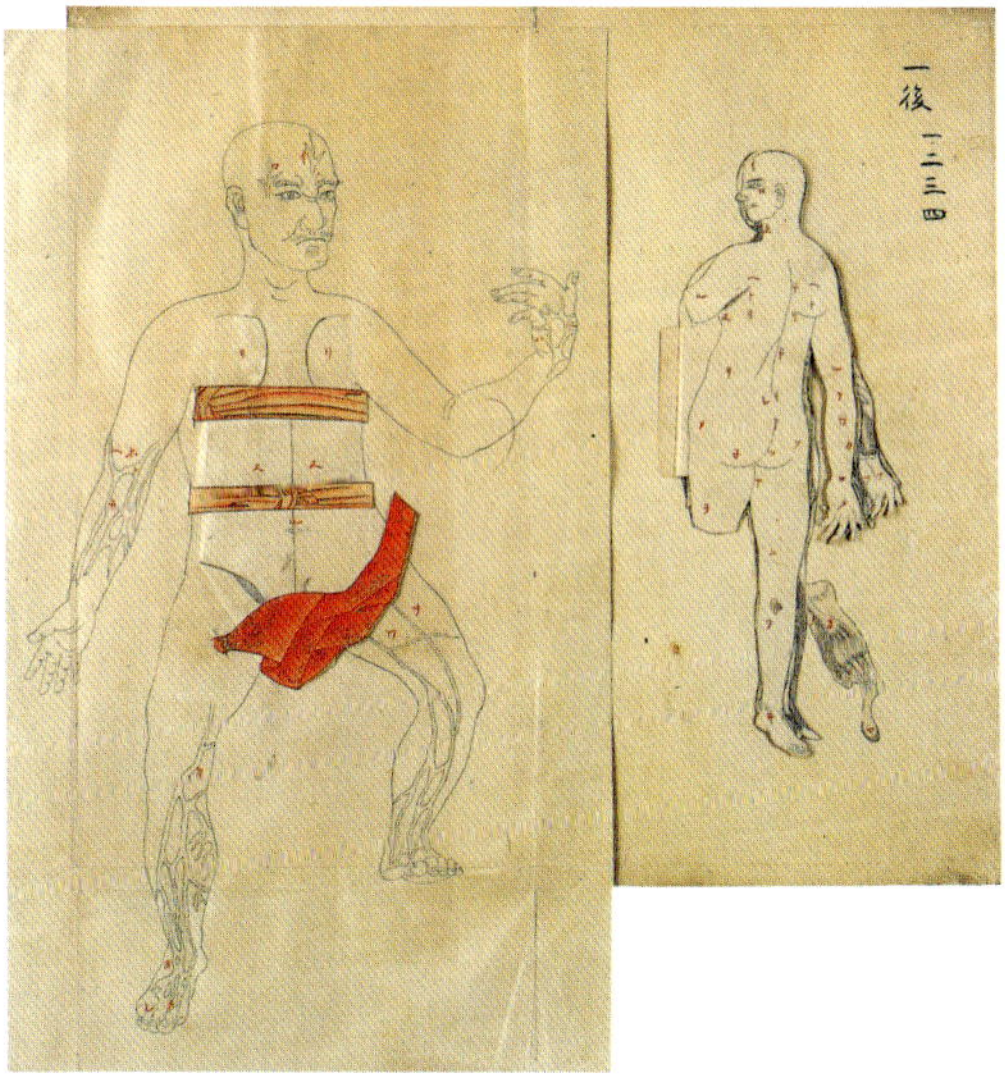

六代原三信が模写したレメリンの解剖書
（下段に男体全身図）

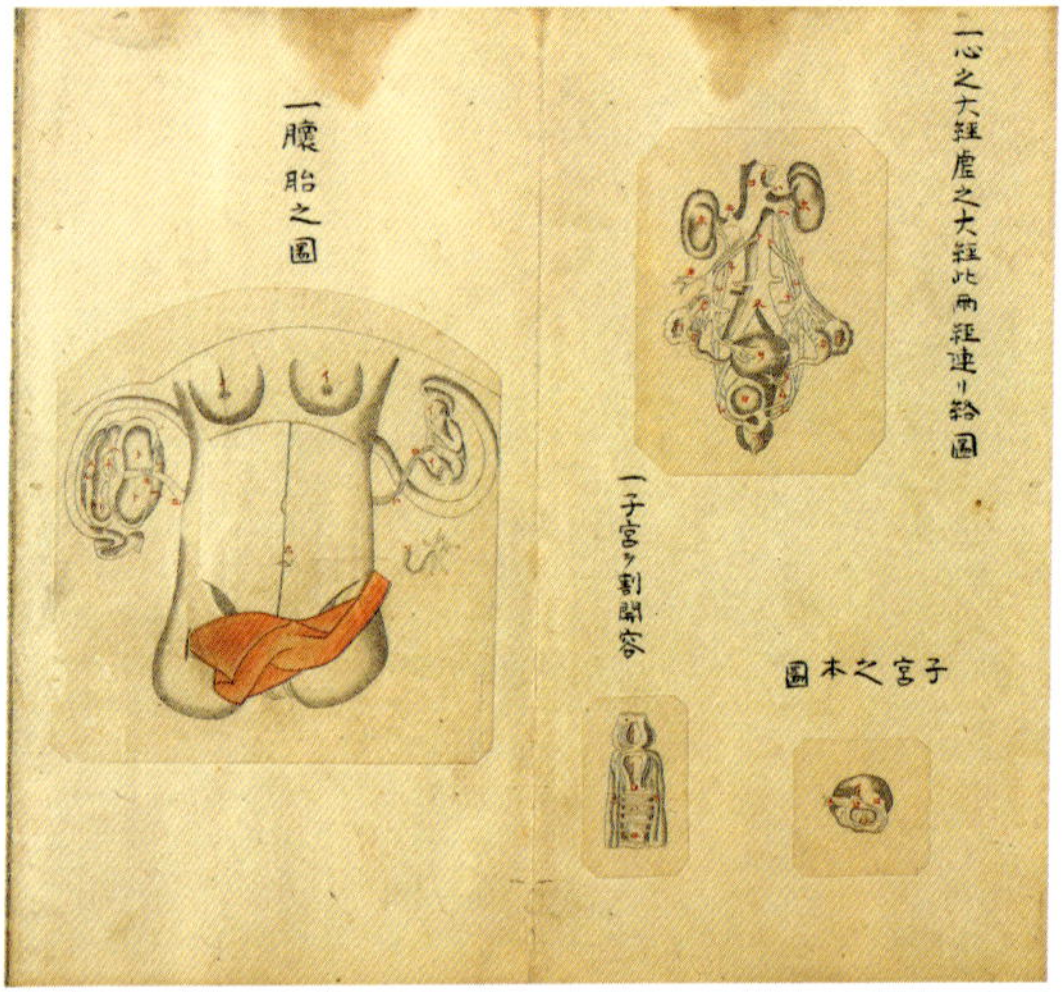

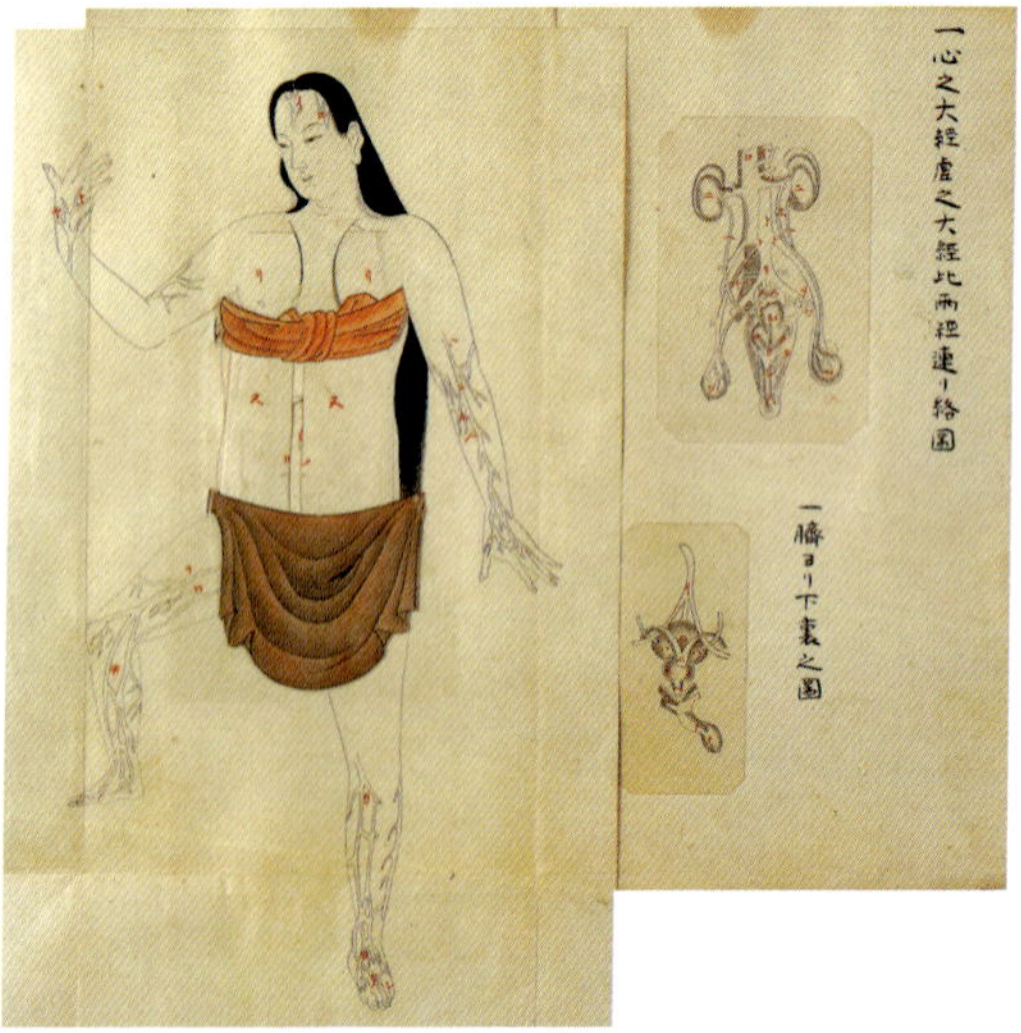

六代原三信が模写したレメリンの解剖書
（下段に女体全身図）

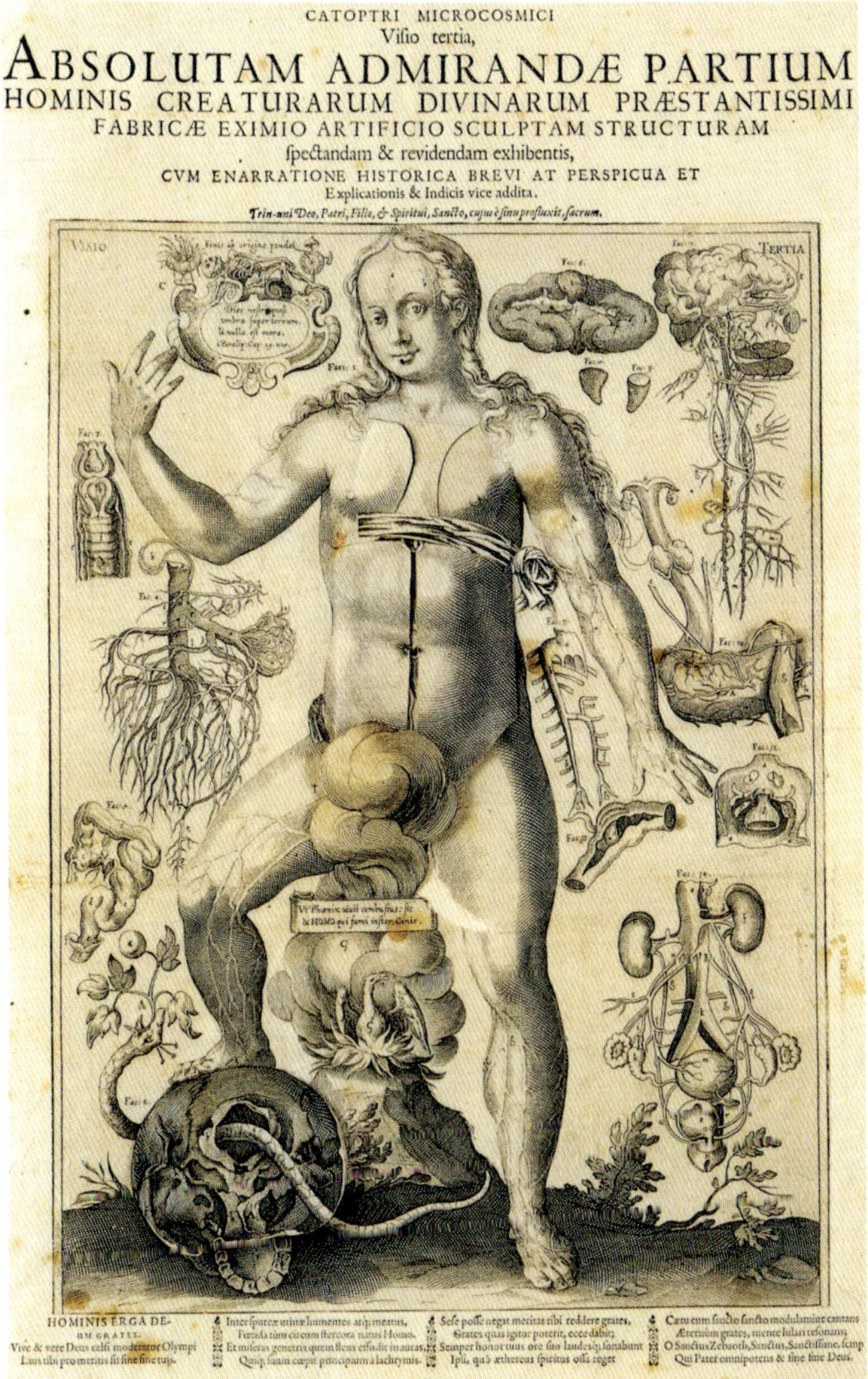

レメリン解剖書　女体全身図

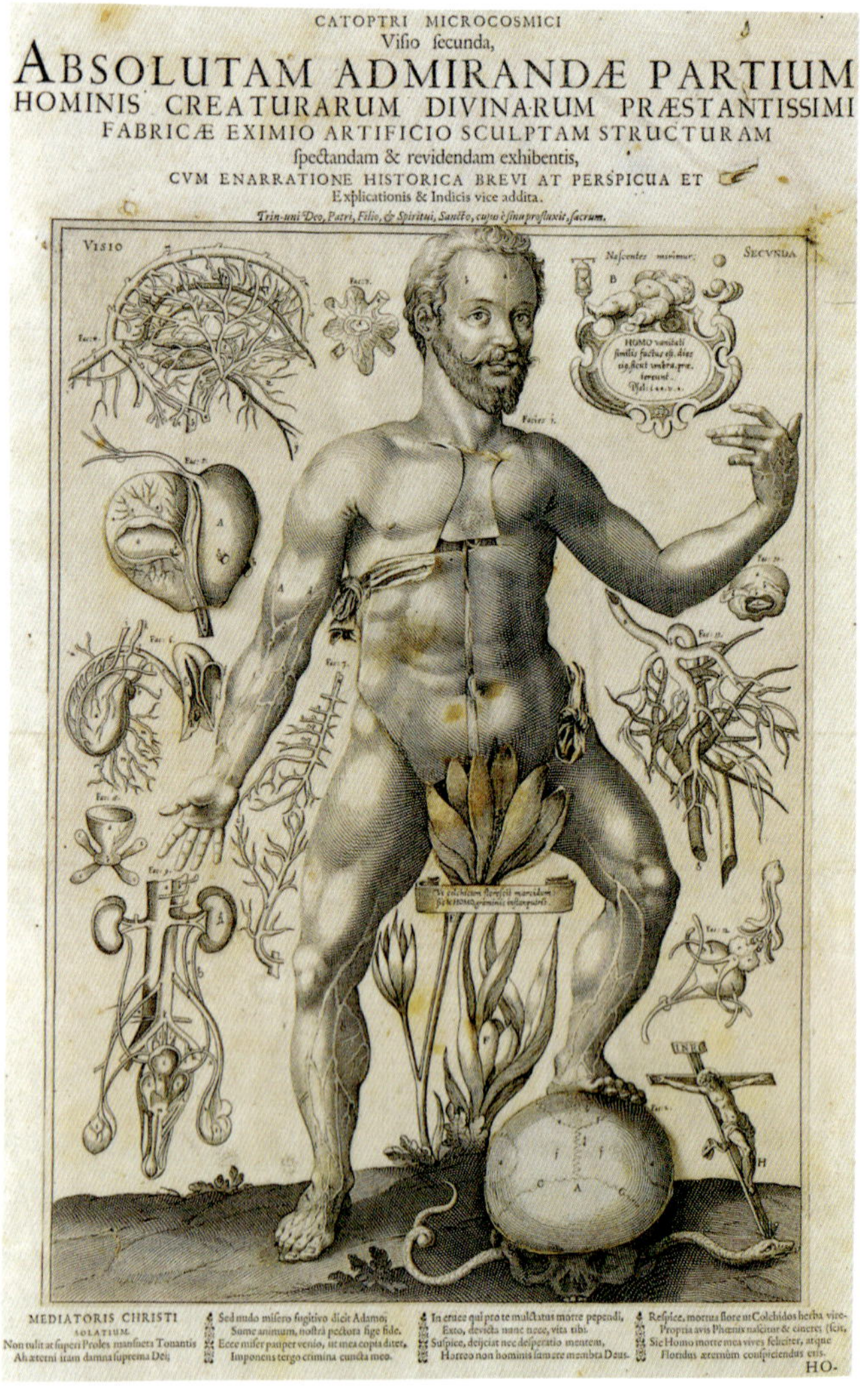

レメリン解剖書　男体全身図
右下に十字架とキリスト

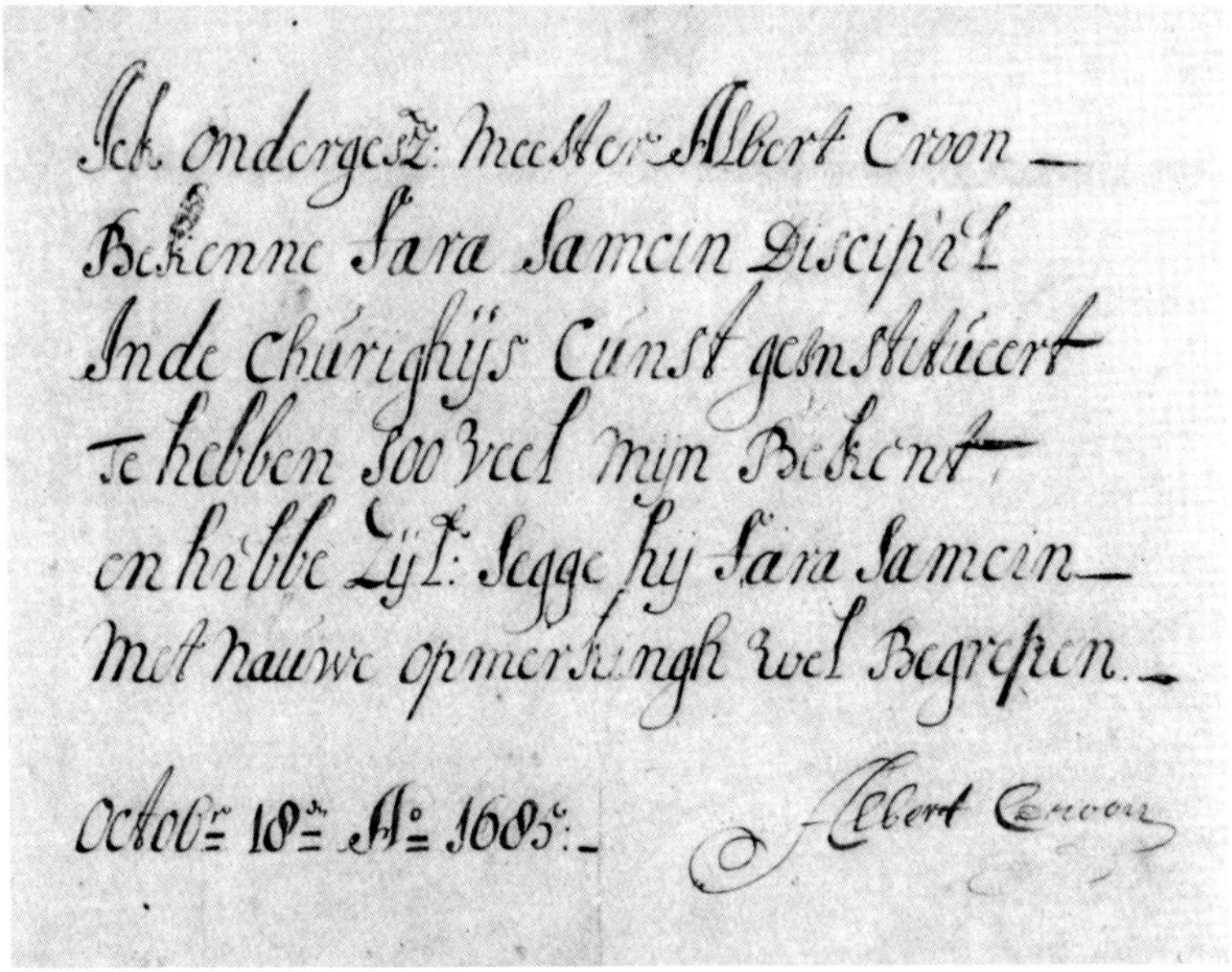
Ick ondergesz: Meester Albert Croon _
Bekenne Sara Samcin Discipel
Inde Chirurghijs Cunst geinstitueert
te hebben Soo veel mijn Bekent,
en hebbe Zijt: Segge hij Sara Samcin_
met nauwe opmerkingh wel Begrepen._

Octobr: 18 Ao 1685:_ Albert Croon

医師 Albert Croon が署名し原三信に与えた外科免状

「下記に著名した医師アルバート・クローンは弟子原三信が外科医術を学び、私の知ることを非常によく理解したこと、かつまたその詳しい知識を理解したことを認めるものである。

1685年10月18日
アルバート・クローン」

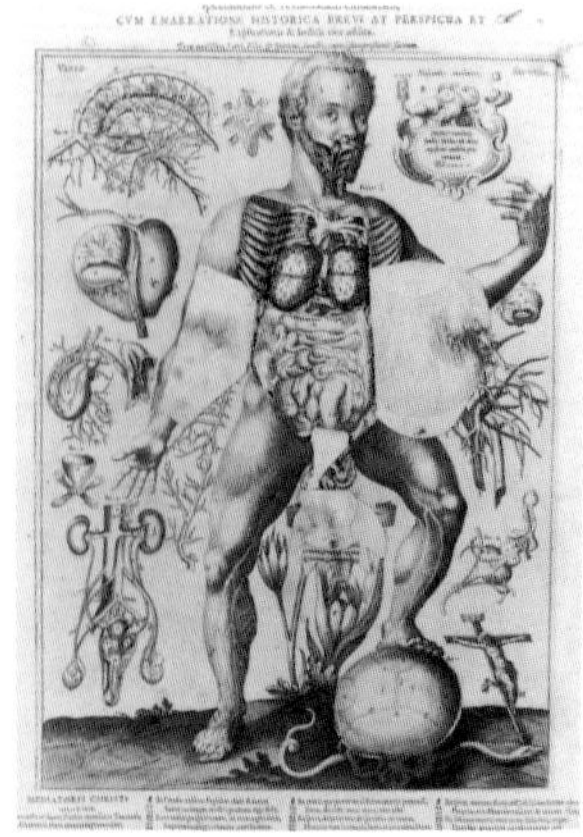

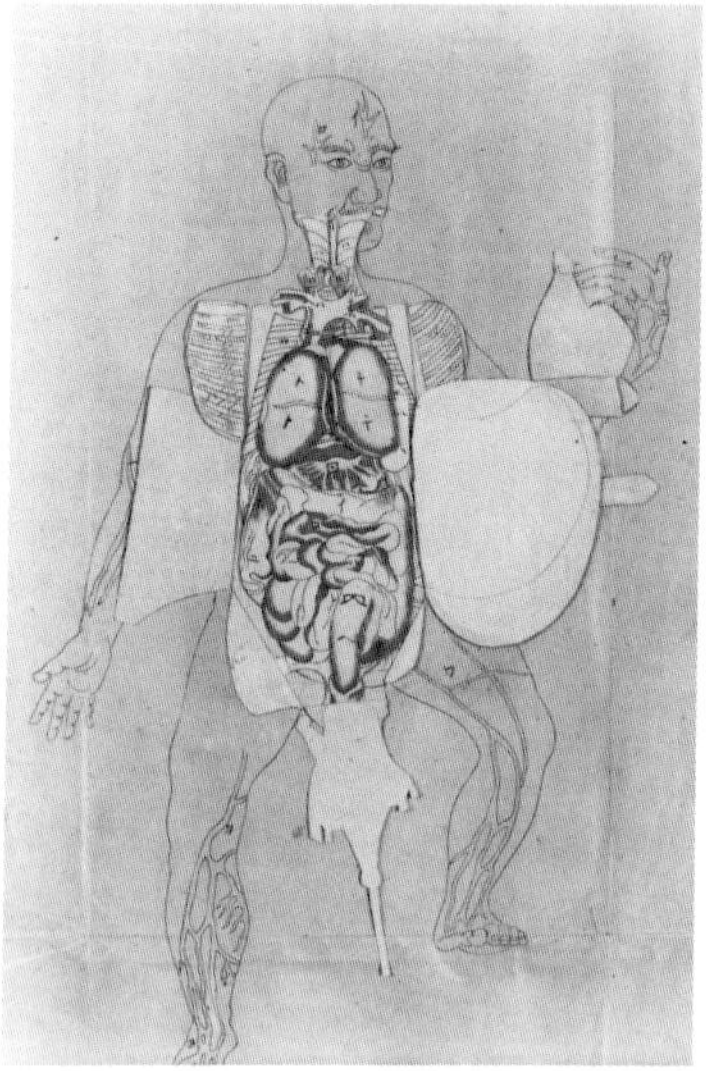

男体の胸部と腹部臓器の解剖図
(右：写本、上：レメリン図)

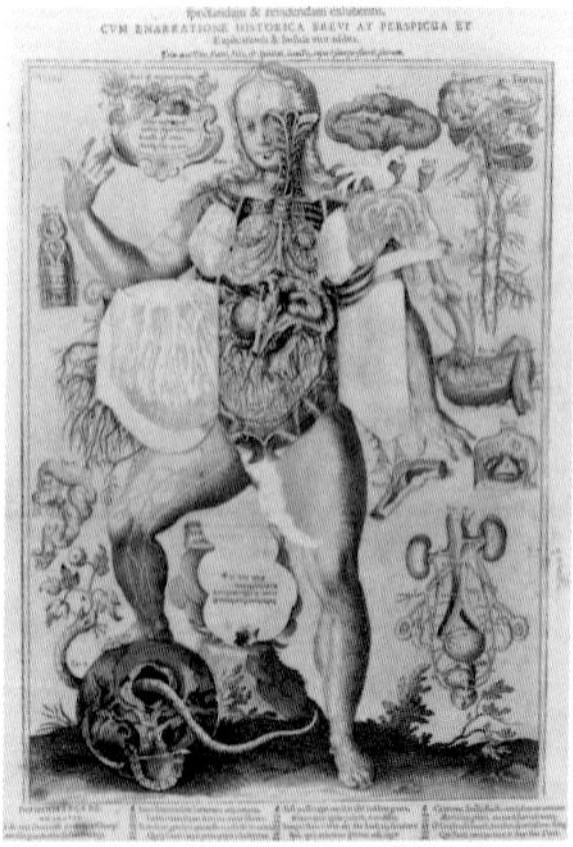

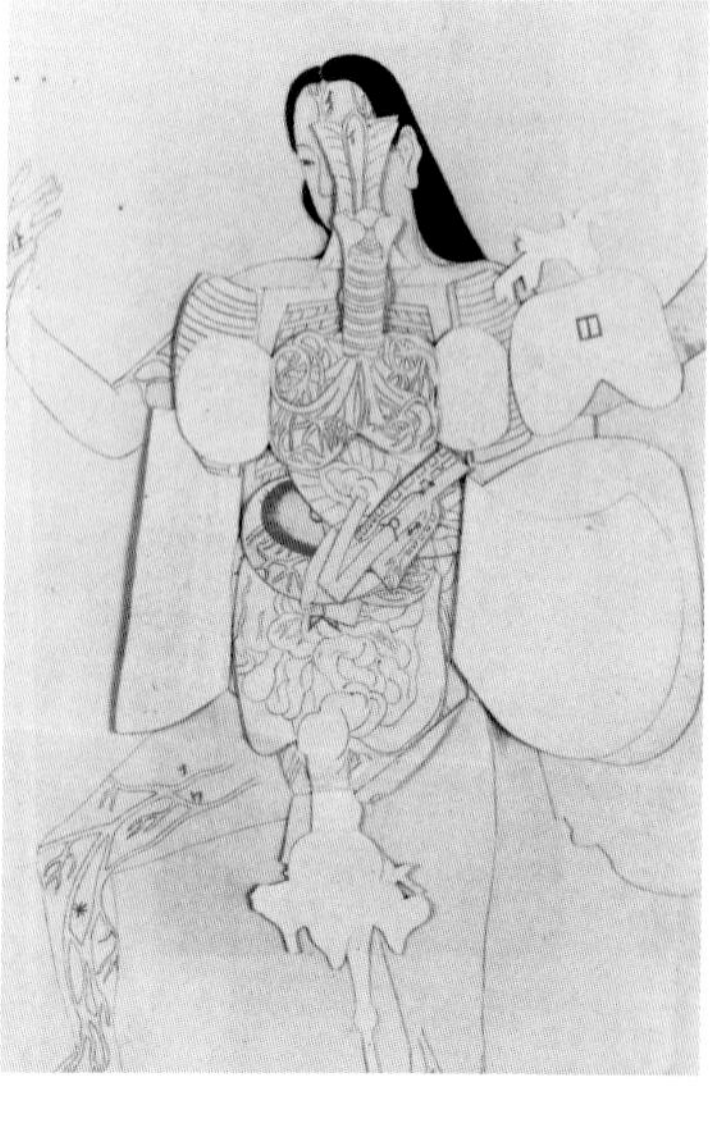

女体の胸部と腹部臓器の解剖図
(右：写本、上：レメリン図)

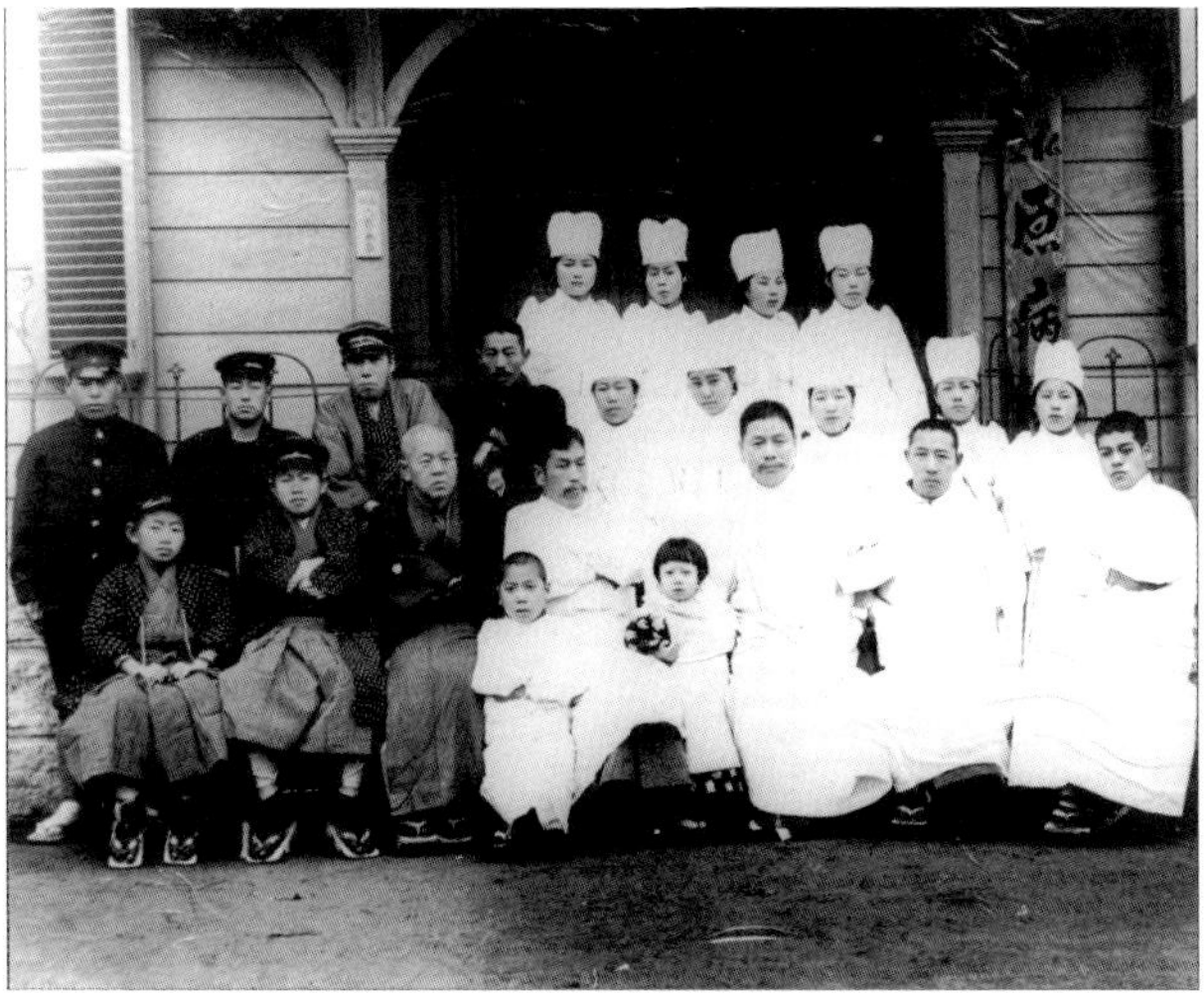

「私立原病院」玄関。十三代三信（前列右から三人目）と職員。中列左から三人目に学帽姿の信彦（十四代）＝明治三七年ごろ

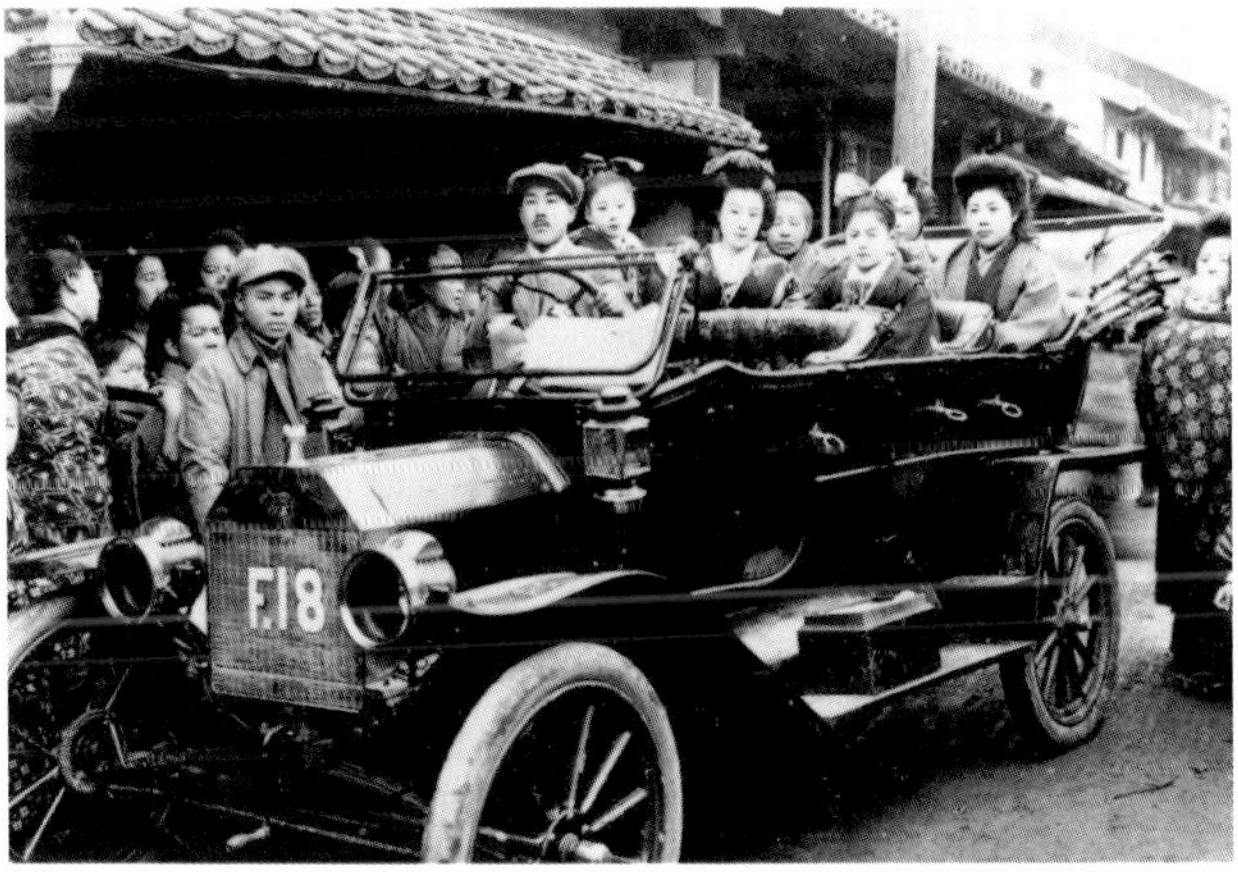

十四代との結婚式に車で出発する柴田アサ（座席中列中央）とその家族ら＝大正五年

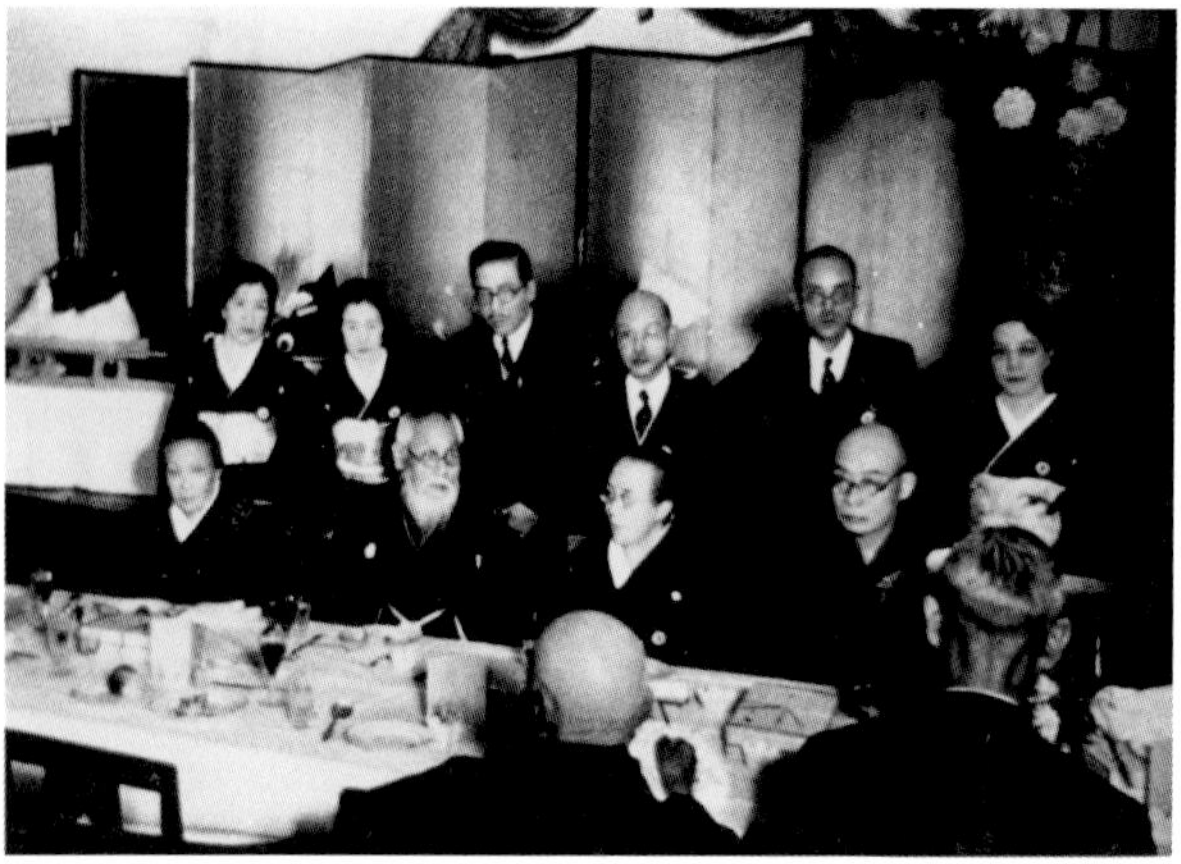

十四代三信の母ヒサの古希祝い。前列右から久世庸夫福岡市長、ヒサ、頭山満。昭和十一年とみられる

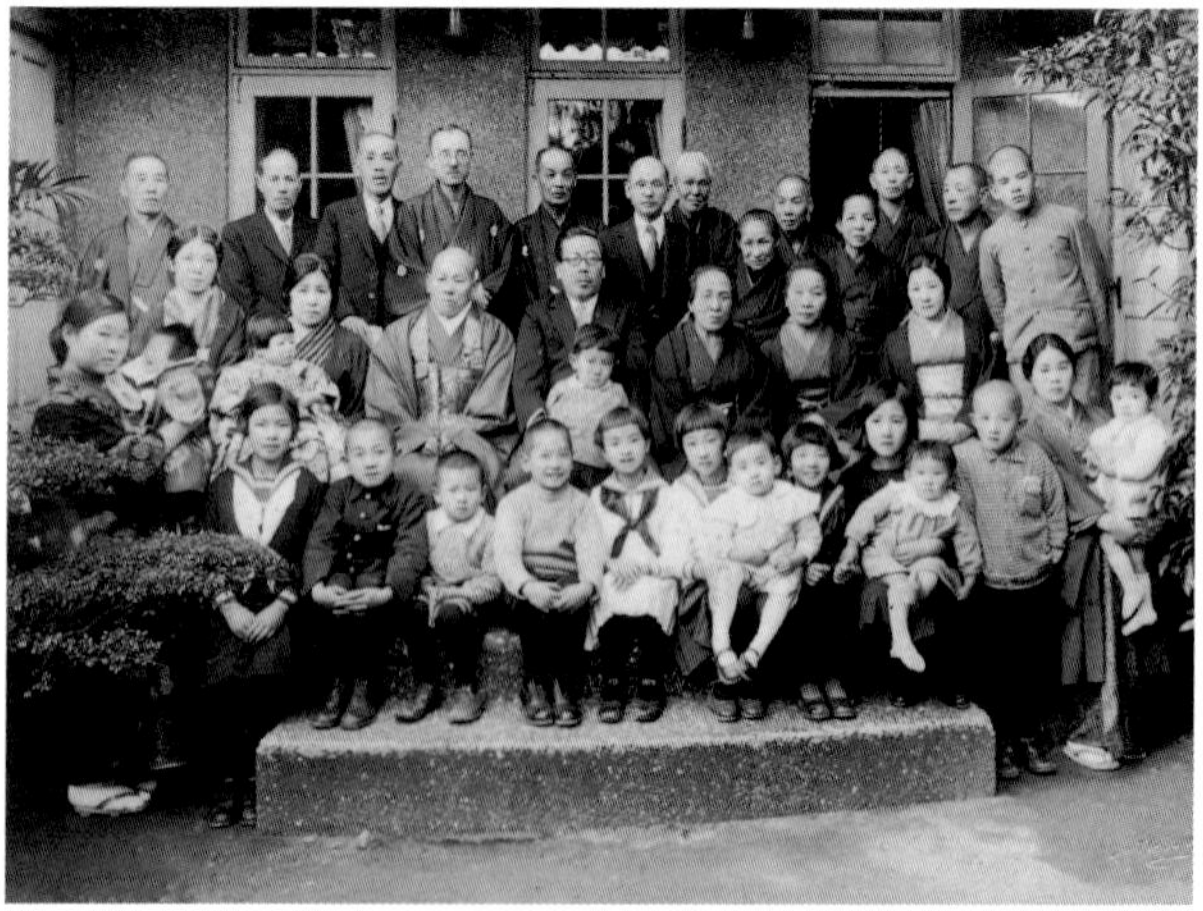

正月に勢ぞろいした一族。後列左から四人目が實、六人目が志免太郎。中列左からヒデ、シゲ、一人おいて十四代三信と膝の上に孝彦、ヒサ、一人おいてアサ、安彦。抱かれるのは左から武彦、八千代。前列左から久邇子、和彦、恒彦、養一郎、みどり、啓子、敬二郎、真佐枝、淑子、貞子、正彦、寛＝昭和九年ころ

はじめに

原家の初代は今から四百年前、戦国時代の終わりに福岡博多に定住して医業を始め、一六〇〇年代初め、黒田藩（長政）に医師として召抱えられました。しばらくして一六三七年、島原の乱の時、外科医として活躍し、その後の六代三信（元弘）が長崎に藩命で留学し、外科医術をオランダ人医師ヘンドリック・オベー、アルバート・クローンから学び蘭方外科医の免状を受けました（一六八五年）。その時、医学の基本であるレメリンの解剖書を写し、当時としては最先端の医術を家業として受け継ぎ、子孫代々と伝えて参りました。

明治維新には勤王派でありながら十二代三信は家をたもち、十三代が明治時代に福岡で最初の私立病院を創設して福岡の発展に寄与しました。又福岡市と共に発展し、その一族は北（博多）に原三信病院、東に原土井病院・香椎原病院、西に福岡リハビリテーション病院、南に若久原病院、と四地域に拠点としての病院を作りました。これからも福岡と共存共栄して行くことを子孫に伝えたいと念願して書いております。

一九八五年、六代三信（元弘）がオランダ人医師クローン、オベーより免許授与以来三〇〇年を記念し、十五代三信が六代の解剖書を再版し出版記念会を催しました。その頃より十五代三信と話し合いをして、原家のルーツ探しを始めました。

博多は戦国時代・江戸時代と大火があり資料となるべきは消失しており、その上昭和二十年の空襲でほとんどの家財・資料が消失、わずかに残った五七八点を十五代三信が整理して福岡市博物館に寄贈しましたので、今回はその資料をもとに、この本を書きました。菩提寺である極楽寺も戦火で消失しましたが、当時の住職が過去帳は持って避難されたので、六代三信よりの記録が確かなものとなりました。

十五代と同じ世代の原家の一族は少なくなり、残っているのは女性四人と男性では私一人となり、今の内に分かる記録をまとめておく必要があると感じました。

十四代三信、父實、伯父志免太郎から聞いたこと、志免太郎が書き残していることなど残っていた資料と、生前の十五代三信と話し合っていた事柄を含め、今回一冊の本として出版してみました。

これには元朝日新聞記者の八板俊輔氏が主に調べて下さり、六代、十二代、十三代を中心に時代背景をくわえて物語風に仕立てることができました。

最後に今は亡き十五代三信の書いた文章を、以下に紹介します。

三百年記念事業計画を準備中の昭和六十年九月、オランダ・ロッテルダム市の市立ロッテルダム地理民族博物館・レーダイク副館長が私の元に来訪され、翌年九月五日に同館の改装会館を記念して行われる日蘭文化交流展『蘇るリーフデ号～In the wake of De Liefde～一六〇〇年に日本に到着した最初のオランダ船』に原家資料をぜひ展示させて欲しい、との申し入れがあった。翌年九月に資料を持参してロッテルダムに赴いたところ、会館前日にオランダ女王婿クラウス殿下ご臨席の下に行われた式典において、演壇に立たれたライデン大学理事長K.D.Cath（カッツ）教授は、

「今日は二つのことを述べたい」と前置きをして、まず一六〇〇年以来の日蘭交流が最近は色あせた感があり、この交流展を機会に新しい日蘭交流を深めたいと強調され、つぎに、

「長崎出島のオランダ商館においてオランダ人医師からオランダ外科術を学んだ六代原三信は、一六八五年にオランダ流外科医の免許を受けた。その後は歴代三信が連綿とオランダ流外科術を受け継ぎ、現在もその資料を保存している十五代原三信医師の功を称え、ライデン大学

の学術賞・ブールハーフェ・メダル（BoerhaaveMedal）を贈呈する」と述べられ、私にメダルが授与された。ブールハーフェ・メダルは、学問上に大きな功績のあった人に贈られる特別賞であり、三〇〇年前の古文書を保存していたのみの私が、果たして受賞に値するかものかどうかと訝りつつ内心忸怩たる思いがした。と同時に、三〇〇数年前に万里の波涛を超えて東洋の一隅、長崎に到り、鎖国政策のために周囲から隔絶された出島のオランダ商館内において、六代三信に熱心に蘭方外科術を教授された二人のオランダ人医師に対し、末裔のひとりとして限りない感謝の念を捧げると共に、その資料が今回は海を渡って母国オランダに帰国し、自筆の文書を前にした在天のオランダ人医師達の霊は懐旧の念を持ったに違いない、と淡い感傷的な想いを禁じえなかった。

帰国後に、福岡市内の原家一統の五病院・一学校（総合病院 原三信病院、恵光会 原病院、原土井病院、生松原病院、香椎原病院、原学園）の同族医師らと語らい、昭和六十一年九月に蘭方医三〇〇年とブールハーフェ・メダル受賞を記念して、「六代原三信蘭方医三〇〇年記念奨学会」を設立した。オランダ大使館内に置かれた日蘭学会の常務理事と会合を重ねた結果、オランダを主に他のヨーロッパ諸国から日本に滞在して医学や日本学を志す医師・学者の中から毎年二名を選出し、少額ではあるが継続的に資金援助を行って〈草の根交流〉の一助にしている。長年、ヨーロッパ医学の恩恵を蒙った原家歴代の祖先に代わって本奨学会を末永く継続し、積年の恩顧にいくばくでも貢献し得ればと念じていることを付記して、序文とする。

（三〇〇年記念出版『日本で初めて翻訳した解剖書』十五代原三信の序文から）

二〇一四年五月吉日

原　寛

博多に生きた藩医　原三信の四百年◉目次

序章　七神張

二十九石六人扶持

和歌の世界に「袖《そで》の湊《みなと》」という港があった。

福岡藩の儒学者・貝原益軒の『筑前国続風土記』（元禄十六〈一七〇三〉年成立）に、

「いにしへ博多にありし入海を袖湊といふ、唐船の入りし港なり（中略）此入海博多の中を打めくりて、袖のかたちのことくなりしかは、袖湊と名付けしにや」

と書いてあり、博多にあった港として地図にも描かれるようになった。

『筑前国続風土記』に列挙された和歌十四首に、藤原定家が京の都で歌った一首がある。

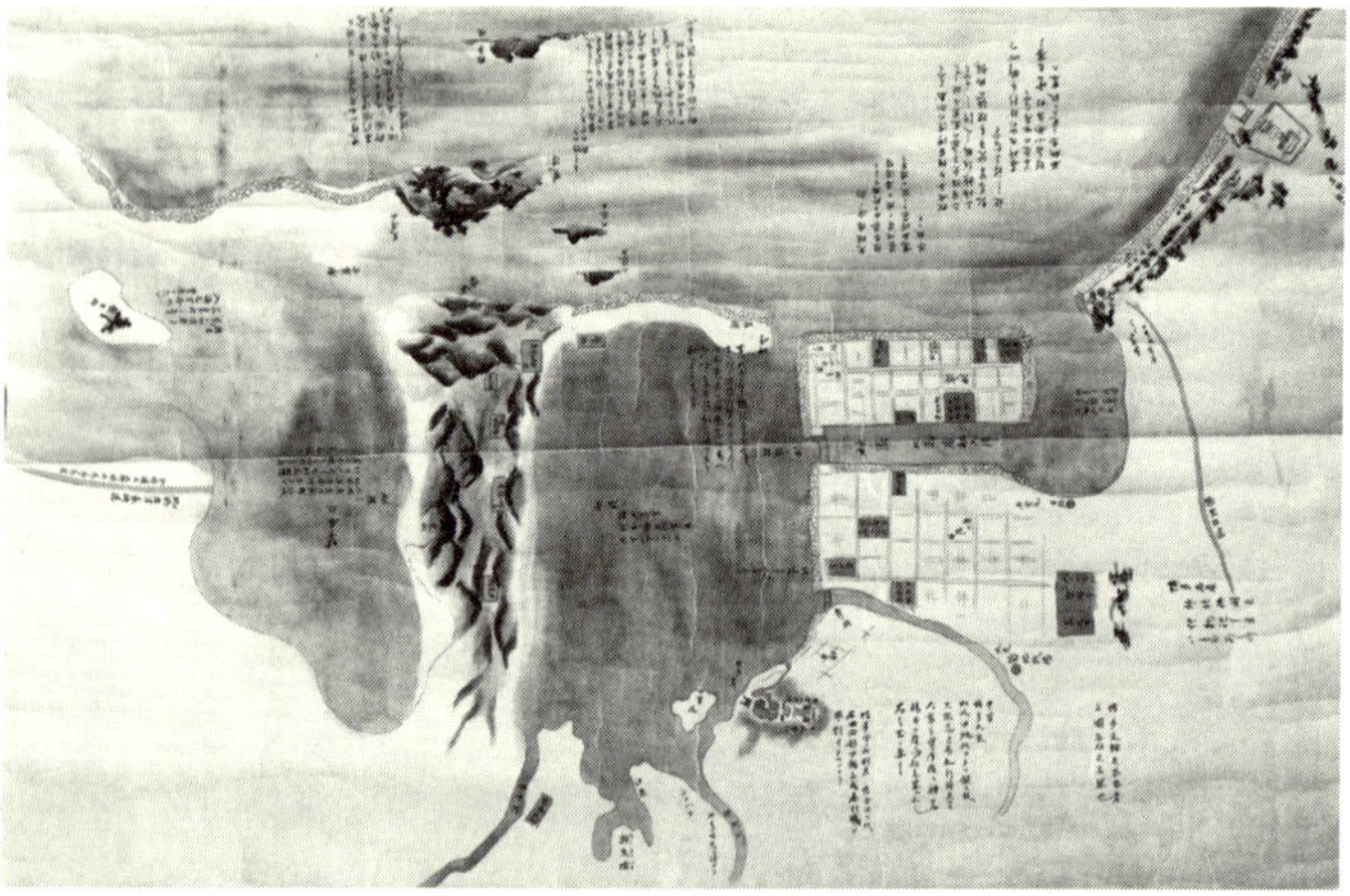

博多往古図（江戸期作成、福岡県立図書館蔵）

千鳥なく　袖の湊を　とひこかし
唐土船の　よるのねさめに（続古今和歌集・冬）

この歌は、『伊勢物語』に出てくる、

おもほえず　袖にみなとは　さわぐらし
もろこし舟も　よせつばかりに

という歌の本歌取りとして詠まれたようで、本歌は「袖にみなと」だったのが、定家の歌は「袖の湊」となっている。

「に」と「の」の変化から港の名が生まれたというわけである。

福岡市博物館は平成二十六（二〇一四）年一月

から二ヶ月間、「袖の湊」展を開いた。およそ九百年前、平清盛が九州一円の行政長官である大宰大弐《だざいだいに》となり、日宋貿易のために「袖の湊」を修築した。そんな仮説を昭和二（一九二七）年、考古学者・中山平次郎が発表したことも紹介していた。

鎌倉時代に元の襲来を受けた博多は、戦国の世に入ってからというものは、大内、大友、龍造寺、島津という諸将らによる覇権争いのあおりで幾度も火に包まれた。

かつて、玄界灘から博多湾に入ると、草香江、冷泉津という入り海があった。その東よりの、沖の浜という砂地を回りこんだ入り海が袖の湊といわれるようになったが、入り海はいずれも、河川に運ばれた土砂の堆積《たいせき》、埋め立てのくりかえしで次第に形を変えている。

天正十五（一五八七）年、筑前怡土《いと》郡高祖城《たかすじょう》主の原田信種《のぶたね》は、九州攻めに入った豊臣秀吉の大軍に圧倒されて降伏した。

信種は領地を没収され、居城は破壊されて没落の一途をたどる。多くの家臣は離散し、運良く他家に仕える者もあれば、帰農する者、神仏の道に入る者、商人、町人として新たな道を歩む者もあった。

秀吉が、焦土と化した博多の復興を指示したのはこの年のことである。

『筑前国続風土記』や『黒田家譜』によると、秀吉は黒田孝高（官兵衛）に命じた。

「官兵衛、博多の町割りをせよ」

「わが家臣の久野四兵衛にやらせましょう」

というわけで、孝高に呼ばれた四兵衛が秀吉の前に、銭を並べて町割りの概略図を描いて見せたところ、孝高は銭をところどころ置き変えて秀吉に見せた。秀吉はうなずいてゴーサインを出し、まちづくりの青写真ができあがる。

のちの文禄、慶長年間にくりひろげられる朝鮮遠征を視野に、博多を兵站基地にしようという構想が、秀吉の頭の中にあった。

世に太閤町割《たいこうまちわり》といわれる区画整理は、博多の町を十町四方と定め、南北を縦、東西を横に道路をひいた。十町四方というのは、今でいうなら一キロ四方といったところだろう。真っ先につくられた南北の道路、いわば太閤道博多1号線が一小路《しょうじ》であり、上、中、下、浜と海に向かって区割りをし、商人たちの町屋がつくられた。

筑前黒田藩の藩医、原三信が博多の町に住みついたのはそんな時代であった。

ここに薄い帳面がある。

表書きに「明治二年巳十二月二日　差出之控　原三信組合中」とある（福岡市博物館蔵「原三信資料」）。

この帳面は藩医・原三信ら近隣の医師たちの氏名が記された「医師会名簿」である。

綴りを一枚めくると、

六人扶持《ふち》二十九石《こく》　博多市小路濱《いちしょうじはま》居住
原三信　三十四才　天保十三年寅五月廿四日遺跡

と、第一番目に「原三信」の名がある。

原三信は、江戸時代初期から黒田家に仕えた藩医で、子孫が代々「三信」を襲名している。先祖の一人が十七世紀末の貞享年間（一六八四〜八七）に、長崎出島で西洋医学を学び、オランダ商館の医師から阿蘭陀外科免状が授けられた。

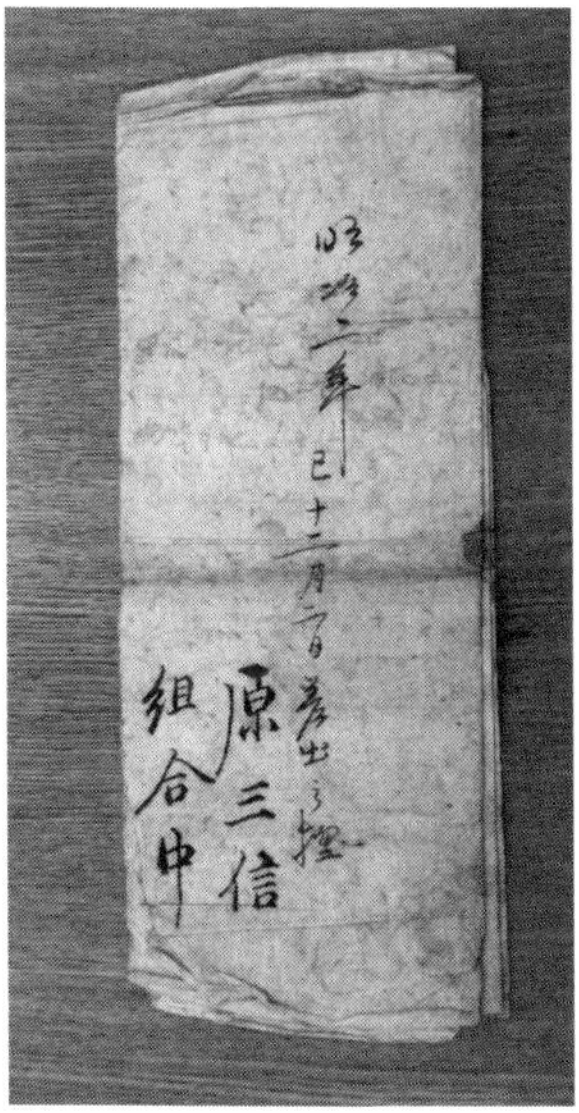

「原三信組合中」（福岡市博物館所蔵「原三信資料」）

また長崎滞在中に、オランダで出版されたドイツ人レメリンの人体解剖書『小宇宙鑑』の翻訳書の写本を作成してもいる。

ところで、日本で最初に翻訳された西洋解剖書というと、杉田玄白らがクルムスの解剖書を翻訳した『解体新書』と一般にいわれているが、『小宇宙鑑』は『解体新書』が出版された安永三（一七七四）

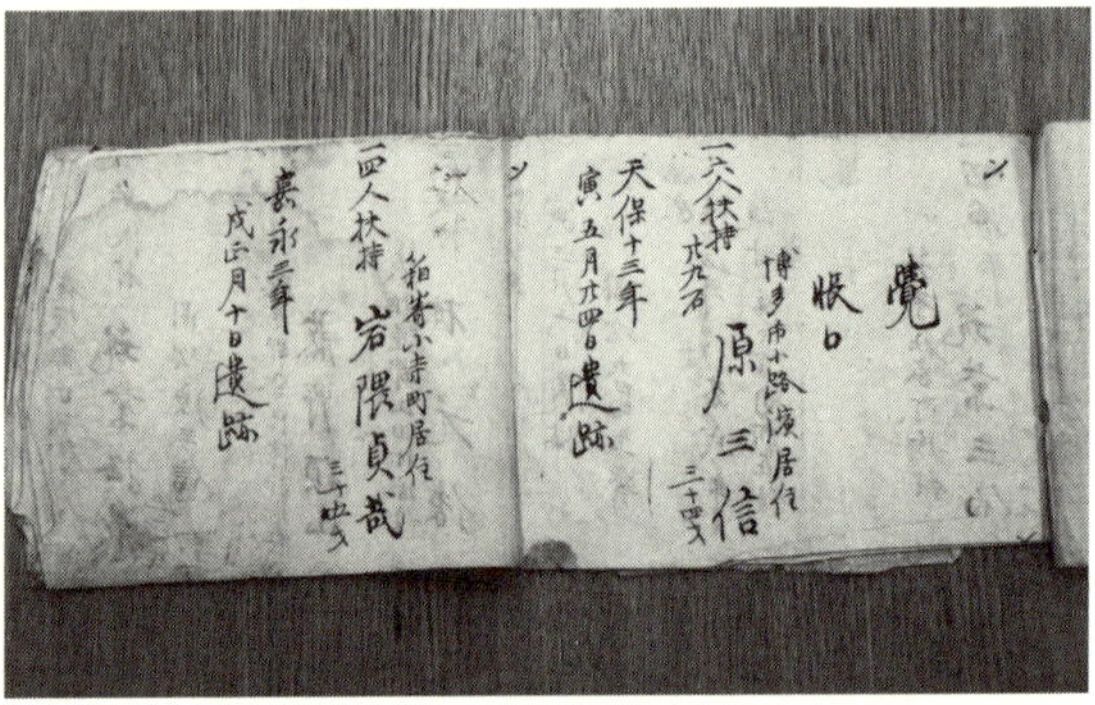

天保十三年に「遺跡」（「原三信組合中」より）

年より九十年以上も前の天和二（一六八二）年に翻訳されていた。

残念なことに、この訳本は出版されず、訳本の原本も残っていないが、福岡市の原三信家に訳本の写本が伝わっている。原家に伝わるところでは、長崎で阿蘭陀外科免状を取得し、解剖書翻訳本の写本を残した原三信は「第六代」であり、名を元弘といった。

「原三信組合中」の帳面に記されている原三信は、十二代を襲名した。天保七（一八三六）年生まれで、父親の十一代三信が天保十三（一八四二）年に亡くなって、襲名したときはまだ六歳だった。息子の崎次郎に三信の名を継がせたときに蘇仙と改名した。

幼くして先祖累代の藩医の職を受け継いだ十二代原三信は、福岡藩が勤王、佐幕に激しく揺れ動いた幕末時代に若き日々を生きぬいた。明治維新の世を迎えて、三十四歳の働き盛りとなっている。

「原三信組合中」の帳面には、三十代を中心とした精鋭医師十数人が名を連ね、それぞれ「遺跡」「家督」として、医業を受け継いだ時期が記されている。

医師たちの俸禄と住所、氏名、年齢を抜き出してみよう（年齢など空白もある）。

四人扶持	箱嵜小寺町居住	岩隈貞哉	三十五才
五人扶持	夜須郡甘木村居住	筑紫梅泉	三十二才
	鞍手郡奈良津村居住	藤野碩山	
六人扶持	表粕屋郡山田村居住	林　元像	
百石	箱嵜社家町居住	筑紫三伯	三十九才
百石	博多濱口町上居住	伊勢田道均	三十九才
六人扶持	博多古門戸町居住	大島生齊	三十五才
四人扶持拾石	福岡須崎殿畀	渡邉良治	二十五才
二人扶持	鞍手郡上境村居住	占部三折	
二人扶持五石	博多行畀居住	高田廣治	二十八才
三人扶持	志摩郡前原村居住	前田　莫	
	御目見醫師	山内有哉	

百武萬里
安河内道哲

表記された俸禄のうち、「百石」は年貢を直接集める知行《ちぎょう》取、原三信らの「〇人扶持〇石」は、藩の蔵米が支給される蔵米取である。

福岡藩では、藩主から知行地（給地）が与えられた「知行取」の上級家臣と、「蔵米取」の中級・下級家臣があり、知行取と蔵米取では、俸禄の支給体系が異なっている。

知行取は、農民から「四公六民」の取り立てを経て、藩への上納米などが差し引かれる。

一方、蔵米取は、年三回支給の切米《きりまい》、一日五合の計算で毎月支給する扶持米《ふちまい》があり、年俸と月給のようなものである。

『黒田三藩分限帳』の安川巌「解題」によると、知行高の百石は、実際に手元に残るのが、米・大豆合わせて三十石余だったという。

これに対し、蔵米取の一人扶持の給付は年間にして一石七斗七升。切米の一石は九斗五升。それぞれ、俵代、浜駄賃（運賃）などが差し引かれ、率も俸禄によって異なるので単純な足し算はできないけれど、原三信の「六人扶持二十九石」は、年間に合わせて米三十八石ほどあった。

つまり、原三信の「六人扶持二十九石」は、実質手取額にすると、知行高の百石を二割ほど上回る計算になる。ということからみると、原三信は、この組合中の名簿に記された医師たちの中では、実質的に最も高禄であった。

「六人扶持二十九石」を年間所得と考えて、米の俵数に換算してみる。一石は筑前の俵こしらえ（一俵三斗三升）だと、三十俵と一升。米計三十八石として計算すると、ざっと一一六俵となる。米一合を一五〇グラム（一斗十五キロ）とすれば、一俵は約五十キロになる。

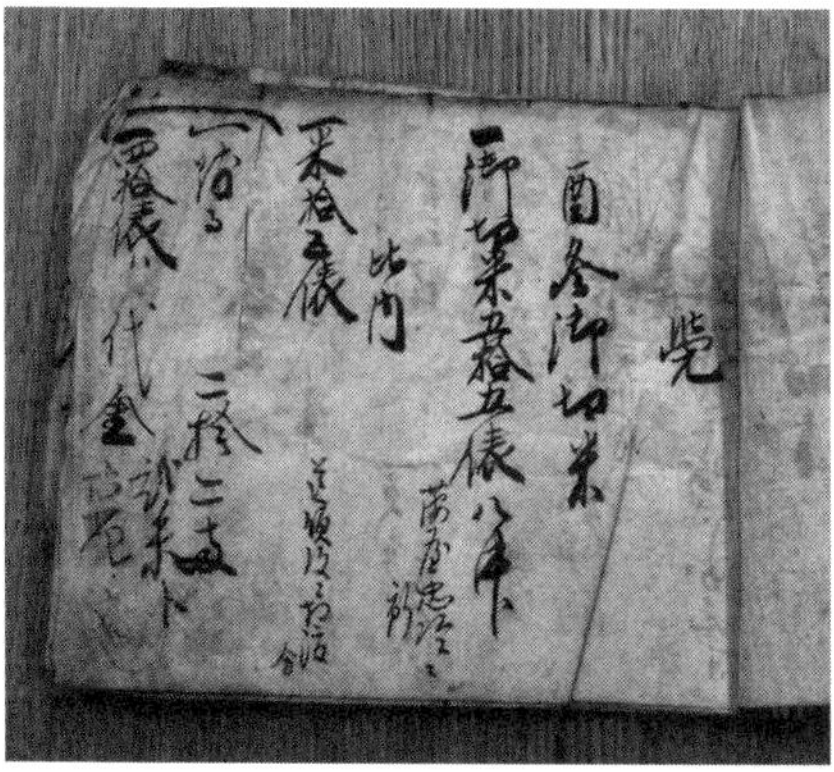
「七神張」（福岡市博物館所蔵「原三信資料」）

原家には「七神張」という帳面も伝えられている。表紙を一枚めくると、嘉永二（一八四九）年の切米が記録されている。記載された内容をみると、「酉冬御切米」として「五拾五俵八升」が支給され、このうち十五俵を家族らの食用にし、残る七割強の「四拾俵」を換金しているようだ。代金は二十二両余り。これを医療用の薬品や器具などの業務経費や、日常生活の費用にあてたのだろう。

ところで、「原三信組合中」の帳面の最後に名前の挙がっている三人は、藩主に直接拝謁が許される「御目見」

医師と記してある。

その一人、宗像郡の百武万里（一七九四～一八五四）は文政十（一八二七）年、鞍手郡の武谷元立、有吉周平、糸島郡の原田種彦らと長崎の鳴滝塾でシーボルトに西洋医学を学んでいる。

博多に帰って開業した百武は天保十二（一八四二）年、西洋医学にのっとった死体解剖では筑前国初となる解剖をした。この解剖には読経をする僧職を含め十数人が参加した。百武が執刀し、坂巻文栄らが助刀。武谷が解剖書との照合を担当し、その子祐之も書記として加わり、原田養立が図を描いた。

この死体解剖は、当時の十一代藩主黒田長溥《ながひろ》（一八一一～八七）が百武らの申し出に協力して実現したといわれる。というのは、人体を切り開くことには、当時の日本社会には大きな抵抗があった。初めは参加を承知していたものの、祟りを恐れてやめた者もあったという。

漢方医が「本道」（内科）といわれて医療の主流だった時代のことである。藩内には解剖に対する強い反発もあったらしい。長溥は、西洋文化と技術を積極的に採り入れた進歩的な考えをもった藩主だった。シーボルトに解剖学の講義を受けた経験もあったほどで、解剖に理解を示し、配下の西洋医だけでなく漢方医にも差配して、妨害がないように計らったといわれる。

大いに世間の耳目を集めた解剖だが、十一代原三信は参加していなかったようで、翌天保十三年に亡くなっている。十二代三信を襲名した蘇仙は、まだ幼かった。

十二代は長じると、やがて勤王の立場で黙々と動くようになる。さらに維新をくぐって、西南戦争、福岡の変を経て、自由民権運動のにぎやかな時代に入っていくが、十二代は表だって政治的な動きをとらず、医業に精励していった。

原三信の祖先をさかのぼると、豊臣秀吉の九州平定時に降伏した、怡土郡高祖城の主、原田氏の家臣だったといわれている。

その後、原家は、筑前国の領主となった黒田氏に、江戸初期から藩医として仕えるようになった。代々、医を家業となし、明治維新の近代化後も、大正、昭和、平成と現在にいたるまで、博多で医業を受け継いでいる。

第十五代原三信（一九二五〜二〇〇〇）は平成六（一九九四）年、「原三信組合中」や「七神張」をはじめ、幕末から昭和にかけて原家に伝わった多数の古文書、書籍、絵画・書跡、彫刻・工芸品を福岡市博物館に寄贈した。

江戸初期から現代に至るまで約四〇〇年にわたって、福岡・博多の変遷とともに歩み続けてきた医家一統とその「時代」をこれからたどることにする。

第一章　長崎

六代原三信

日本列島には夏のあいだ、太平洋の奥深くから、熱気と湿りをふくんだ南東の季節風が吹いている。季節の移ろいにともない、風はだんだんと朝鮮、中国の大陸方向、つまり北西よりに向きを変え、ひんやりと乾いた風に変わっていく。

長崎の出島は、潮風が肌にまとわりつくような、長い夏がようやく終わり、秋が深まりつつあった。

今年も、オランダ商館長《カピタン》の交代期が来た。

貞享四（一六八七）年秋、オランダ商館長ランストが一年の任期を終えて、後任のブイテンヘムと交代したばかりだ。この年、日本の九月下旬は、西暦では十月下旬ころにあたった。

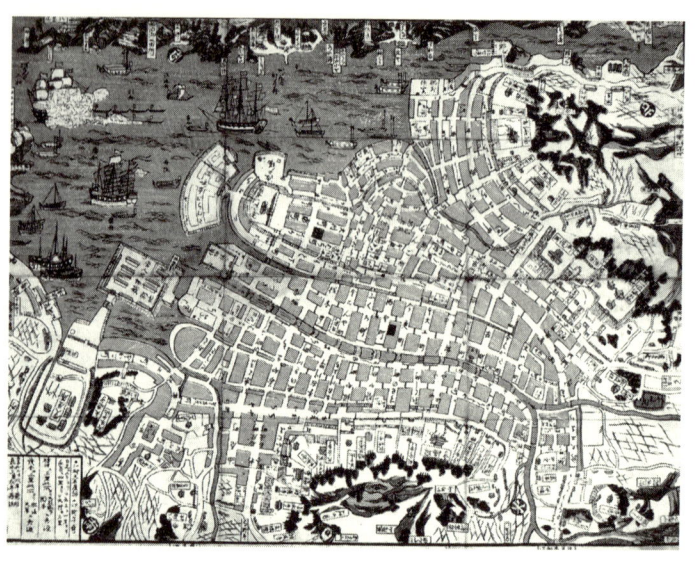

「長崎細見之図」（部分、九州大学附属図書館所蔵）

出島の沖合に来航、停泊していたオランダ船は数日前、日本で仕入れた貿易品を積んで長崎湾を出航した。行く先は、特段の用向きがなければ、北寄りの季節風に帆をふくらませて、オランダ東インド会社の本拠地で、総督のいるジャワ島のバタヴィア（現在のインドネシアの首都ジャカルタ）に向かっているはずである。

世界初の株式会社といわれるオランダ東インド会社は、一六〇二年に設立された。会社といっても軍隊をもち、条約の締結、植民地経営の特権を有していた。ナポレオン戦争の混乱をへて、十九世紀初めにいたると、オランダ本国が東インドを経営するようになる。

出島のオランダ商館医から医学を学ぶ

ため、筑前福岡藩から派遣されていた医師、原三信は、長かった長崎滞在をきりあげて、帰郷することになっている。

貞享四歳九月廿六日　原三信

横長の紙の冊子に最後の一行を書き、原三信は小筆を置いてつぶやいた。

「終わった」

西洋解剖書の翻訳本を詳細な解剖図とともに一冊すべて書き写す、丹念な作業を達成した瞬間だった。前年の貞享三（一六八六）年に、オランダ医の外科免状を受けてから、まる一年がすぎていた。記念の日付は、西暦では一六八七年十月三十一日にあたる。

原三信は、福岡藩の第三代藩主、黒田光之（一六二八〜一七〇七）のときに藩命を受けて長崎に派遣された。

当時の長崎はオランダ医学のメッカであった。

福岡藩は、長崎の警備を担当しはじめてから四十年以上たっている。

警備のきっかけは、キリスト教徒たちが決起した島原の乱を鎮圧したあと、徳川幕府が寛永十六（一六三九）年七月、キリスト教の侵入を絶とうと、ポルトガル船の来航を全面的に禁止したのが発端である。

もし、また来るようなことがあったら、船をこわし、全員処刑すると宣言して追い返した。ところが翌年五月、ポルトガル船が貿易再開を嘆願する使節をのせ、マカオから長崎にやってきた。

幕府はこれを拒否して、使節ら六十一人を西坂で処刑し、船も焼いて沈めた。このことを報告させるために、船員十三人を別の船でマカオに送り返した。

幕府は、ポルトガルが翌年夏以降に武力報復のためにやってくるかも知れないと予想して、寛永十八（一六四一）年二月、福岡藩主、黒田右衛門佐忠之（一六〇二〜五四）に対し、この年の江戸への参勤を免除し、異国船による攻撃にそなえて、長崎の警備を命じた。

忠之は、幕府から石火矢十挺、大筒二十挺、合薬百二十一貫五百目、玉千五百を借り受けて警備にあたったが、この年は何事もなくすんだ。

翌年になると、隣の佐賀藩主の鍋島信濃守勝茂に長崎警備が命じられ、以後、福岡、佐賀の両藩が一年交替で警備にあたるようになった。

両藩は、港口の東西両岸に置く二つの番所と周辺の七つの台場（砲台陣地）を持ち場にした。毎年四月に交代し、当番年には、千人近い兵員が長崎に赴いた。このため、両番所は「千人番所」とも呼ばれた。

佐賀藩は、長崎のすぐ近くに領地のある深堀家を定詰として警備の半数をになわせたので、本藩からの派遣を半数ですませることができた。

福岡藩は四月から九月下旬のオランダ船帰帆までは「大番」といって、中老、大組頭、鉄砲大頭、馬廻頭以下約千人を派遣した。士分は百日交代、足軽や加子・水夫らは一年勤務とし、オランダ船の帰帆後は「加番」として七百人に減らし、四月の交代時まで残した。

福岡藩主は、非番の年は江戸に参勤し、オランダ船来航の七月と、帰帆時の九月にも長崎に赴いた。

長崎でオランダ医学を学ぶことになった原三信は、警備の交代時期に合わせて赴任したのだろう。三信の本来の名は、元弘という。藩医として召し抱えられた医師として、原家では代々、三信を襲名しており、元弘は、第六代にあたると伝えられる。

写本を終えた元弘は、オランダ商館長の部屋に初めて入ったときのことを思い浮かべた。

高さ三・四メートルの石垣を護岸にして囲まれた出島は、長崎の町中心部を流れる川(現在の中島川)の河口西側にある。出島の広さについて、宝永七（一七一〇）年に編まれた『長崎実記』や宝暦十（一七六〇）年の『長崎実録大成』に書かれた数字から、現代の数値に換算すると、面積は一万五三九五平方メートル。周囲の長さは、南側二三三メートル、北側一九〇メートル、東西各七〇メートル、外周は全部で五六四メートルになる（『新長崎市史』）。

出島の外郭は板塀で囲まれていた。敷地内には、和風建築の木造家屋四十数棟が立ち並んでいて、通路の一角に、赤白青の三色旗を掲げた旗竿が高々と立っている。

長崎の町から出島に唯一かかる橋の手前右がわには、木板の立て札「制札」が掲示されていた。

禁制

一、傾城《けいせい》之外女入事

一、高野聖《こうやひじり》之外出家山伏入事

一、諸勧進《かんじん》之者並乞食入事

一、出島廻り榜示木《ぼうじぼく》杭之内船乗り廻る事

一、断なくして阿蘭陀人出島より外へ出る事

右之条々堅可相守《かたくあいまもるべき》もの也

卯　十月

元弘は、藩屋敷の宿所から歩いてこの制札の横をすぎ、橋を渡って出島の表門をくぐった。

表門から左手には植物園があり、夏には淡黄色の葵の花が咲いていた。のちの十九世紀前半に長崎に来たシーボルトが日本や中国の草花を植えて千四百種にもなった。観賞用というより、

薬草園の色彩が強く、一部は農作物の畑にもなっていた。植物園の端には土突き部屋や、当時、傾城《けいせい》とよばれていた遊女たちの部屋もあった。

元弘が日本人のオランダ通詞に伴われて訪れた商館長の建物は「カピタン部屋」と呼ばれ、表門を入ってしばらく進み、右手に折れると間もなく左側にある二階建てで、出島にある建物の中で一番大きく立派だった。

ここで商館長が外科医に医学の指導を命じる「入門」の手続きがなされた。

元弘が、手すりのある階段を上がった二階の広い部屋に入ると、十人ほどの通詞全員と商館勤務のオランダ人、それから長崎奉行所の検使たちが背筋を伸ばして同席している。

商館長はオランダ語の厳かな口調で宣言した。

「お奉行さまの命により、この者に医術を教授するように命じるものである」

通詞が日本語で、そのようなことを言った。商館長よりもっと威厳を帯びたもの言いだった。

「お奉行さまの命により」という言葉が、三信の耳に残った。

出島は、元弘が滞在していたころは、築島《つきしま》ともいっていた。広さ四千坪ほどの扇形をした人工島である。三代将軍徳川家光の命により、寛永十一（一六三四）年、二十五人の有力町人に命じて造らせた。

築造にあたった二十五人の有力町人は、長崎の町年寄クラスの身分の者が含まれた。博多など九州諸藩で貿易を生業としていた豪商らで、長崎が貿易港として発展するのを見こんで、早くから長崎に移り住んでいた。

とくに筑前博多の商人は、代官となる末次のほか、大賀、伊藤らが進出し、町名にも興善町、博多町といったゆかりの名前がついている。

出島が二年で完成すると、町に住んでいたポルトガル商人たちを移住させ、家賃や地代を徴収した。キリスト教の布教を禁止するための隔離政策だった。

そもそもポルトガル人は、キリシタン大名、大村純忠の停泊地提供によって元亀二（一五七一）年、長崎に来航した。それ以来、長崎はポルトガル貿易の拠点となり、町にポルトガル人が自由に住んでいたが、幕府は、キリスト教布教への不信から、出島に押し込めた後、島原の乱が起きた。

乱を鎮圧した幕府は、ポルトガル船が宣教師を渡航させ、キリシタンとなった日本人が乱を起こしたとみて、寛永十六（一六三九）年にポルトガル人を出島からも追放し、通商と日本渡航を禁じることになる。

このころ、ポルトガルは、東アジアの市場独占を図るオランダと激しく争っている。ゴア、マラッカ、マカオから長崎にいたる海上ルートの争奪戦で艦隊同士の交戦をへて、航路の重要拠点であるマラッカを奪われ、東アジアに展開する勢力がおとろえる。逆に南米のブラジルでオランダが撤退し、ポルトガルはブラジル経営やアフリカの植民地支配に力を入れていく。幕府に渡航を禁じられたポルトガルは、寛永十七（一六四〇）年にマカオからの使節が長崎で処刑されたあと、正保四（一六四七）年にも長崎に使節を派遣した。さらに、原三信が医学を修業中だったとみられる貞享二（一六八五）年には、マカオ近くに漂着した帆船の遭難日本人十二人を送還するために長崎に来航した。

しかし、通商、国交はいずれも幕府に拒否され、その後の来航は絶えた。日ポ両国の国交回復はおよそ二百年後の幕末、万延元（一八六〇）年のことである。

ポルトガル追放により、一時は無人島となった出島にオランダ人が入ったのは寛永十八（一六四一）年。平戸に慶長十四（一六〇九）年につくっていた商館の建物を取り壊し、キリスト教の宗教活動をかたく禁じられてのことであった。平戸を引き払って出島に商館機能を移す際には、十人ほどいた通詞たちも連れてきた。オランダは、島原の乱ではキリシタン軍のたてこもる原城を砲撃し、幕府への忠節をあらわしてもいた。

原三信元弘が長崎に来たころには、オランダ人は出島の住人となってから四十年以上たっており、医学修業に派遣される日本人も恒例のようになっていた。

元弘の指導者に命じられた商館医は、ヘンドリック・オベーといった。

酒井シヅ「日本最初の西洋解剖書の翻訳　レメリン解剖書の訳本と十七世紀の蘭方外科」に

よると、オベーは、ニューヨーク生まれのオランダ系アメリカ人でオランダ東インド会社の上級外科医として一六八三年夏、日本に赴任した。八六年秋まで日本に三年間滞在した。江戸参府を三回体験しており、最初の八四年の参府のときには、江戸城に登城し第五代将軍、徳川綱吉（一六四六～一七〇九）に拝謁して、将軍の前で歌を歌ってダンスを踊ったり、医学上の質問を受けたりした。結構な人気者であった。

ちなみに、著書『日本誌』で知られる商館医ケンペルも将軍の前で踊り、恋の歌を披露している。（ケンペル『江戸参府旅行日記』）

オベーは当初、八四年秋には日本滞在を終える予定だったのが、人気者に対する日本側の要請で、さらに一年とどまることになった。同年七月に豊後の藩医に免状を与え、同年十一月にも幕府の医官に与えたとされているが、日本側の資料は見つかっていない。オベーは、八五年十月には商館医より格上にあたる下級商務員に昇格している。

ところで、元弘がいつ長崎に赴いたか、正確にはわからないが、後述するように、外科免状を受けた貞享二（一六八五）年の春ごろには滞在していたとみられるので、少なくともまる二年以上にわたる長崎滞在だったことになる。

おそらく長崎警備に向かう船団に加わって、海路、長崎湾に入ったことだろう。

警備にあたる福岡藩の筑前屋敷は出島の北東に位置し、長崎湾に近い一角にあった。入門手続きを終えた三信は、藩の宿所に滞在しながら、正月や春先にかけて商館長が江戸参府する時期や、貿易事務で多忙な夏の時期を除いて、合間を見て出島に通うことになったとみられる。

日本初の翻訳解剖書

それにしても、解剖書の筆写は、根気のいる作業だった。

写本を終えた解剖書は、ドイツ人レメリンの書いた解剖書の翻訳本だった。翻訳したのは、オランダ通事本木庄太夫（一六二八〜九七）で、出島に滞在したオランダ人医師ライネ（一六四七〜一七〇四）が翻訳に協力したとみられている。

本木庄太夫は、長崎の通事、本木家の初代で、名は栄久。寛文四（一六六四）年、三十七歳でオランダ小通事となり、四年後に大通事に昇進した。江戸番通事も九度務め、元禄八（一六九五）年に初代、阿蘭陀通事目付という通事の最高位につき、通称を庄太夫から良意と改めた。

レメリン（一五八三〜一六三二）は、ドイツのウルムに生まれた。チュービンゲン大学で哲学、医学を学び、一六〇七年に医学の学位を得た。十年間、市医を務めた間に著した解剖書『小宇宙鑑』は、初版が一六一三年、三頁の小冊子（原家所蔵）で出た後、一六一九年には豊富な解説をつけてアウスブルグで出版された。当初はラテン語だったが、フランス語など各国語に翻訳された。日本で翻訳されたのはオランダ語版とみられる。

本木庄太夫が翻訳に取りかかったのは、商館長日誌から一六七四年と推定される。天和二（一六八二）年ごろに完成して『阿蘭陀経絡筋脈臓腑図解』と題し、長崎奉行に差し出されたとみられている。

三信が筆写した翻訳本は、解剖図と解説書が別冊に分かれている。

まず、解剖図は男女二体の全身図と臓器の部分図がある。男体の全身図は、胴体が胸部と腹部に分かれ、それぞれ何枚も重ねた紙を表面から順に開いていくと、まず筋肉が現れ、さらに内奥部の内臓や血管、骨格などが次々に現れる。頭蓋骨も脳膜、脳の順で現れる。

臓器の部分図は、脳、脳神経、大動静脈系、目、耳、舌、心臓、肝臓、胃、大小腸、腎臓、生殖器・尿路系などが並ぶ。

女体全身図も同様の構造になっている。また、左右に胎児と胎盤のついた妊婦の腹部「懐胎之図」が別にあり、開くと、妊娠子宮が現れる。

人体図の輪郭は、繊細な線が引かれ、ペンのようなもので描かれている。絵図の細かな部位に、朱色でイロハの記号がつけられ、別冊の解説書は一一六ページにわたり、説明が列記されていく。

頭部から始まる解説文は、次のようになっている。

イ　頭《ヅ》頂《テウ》　イタヾキ
ロ　額《カク》　ヒタイ
ハ　顖《シン》　ヲドリ
二　耳《ち》　ミ、
ホ　胦《キヤウ》　ホウ
ヘ　上唇《シン》　クチビル
……

頭後ノ脳ノ圖
イ　頭後ノ脳此所ニ脳髄集ル
ロ　頭ノ後左ノ脳ト云
ハ　頭ノ後右ノ脳ト云

心臓ヨリ發ル頭經絡之圖
イ　頭ヨリ下喉ニ続ク神経

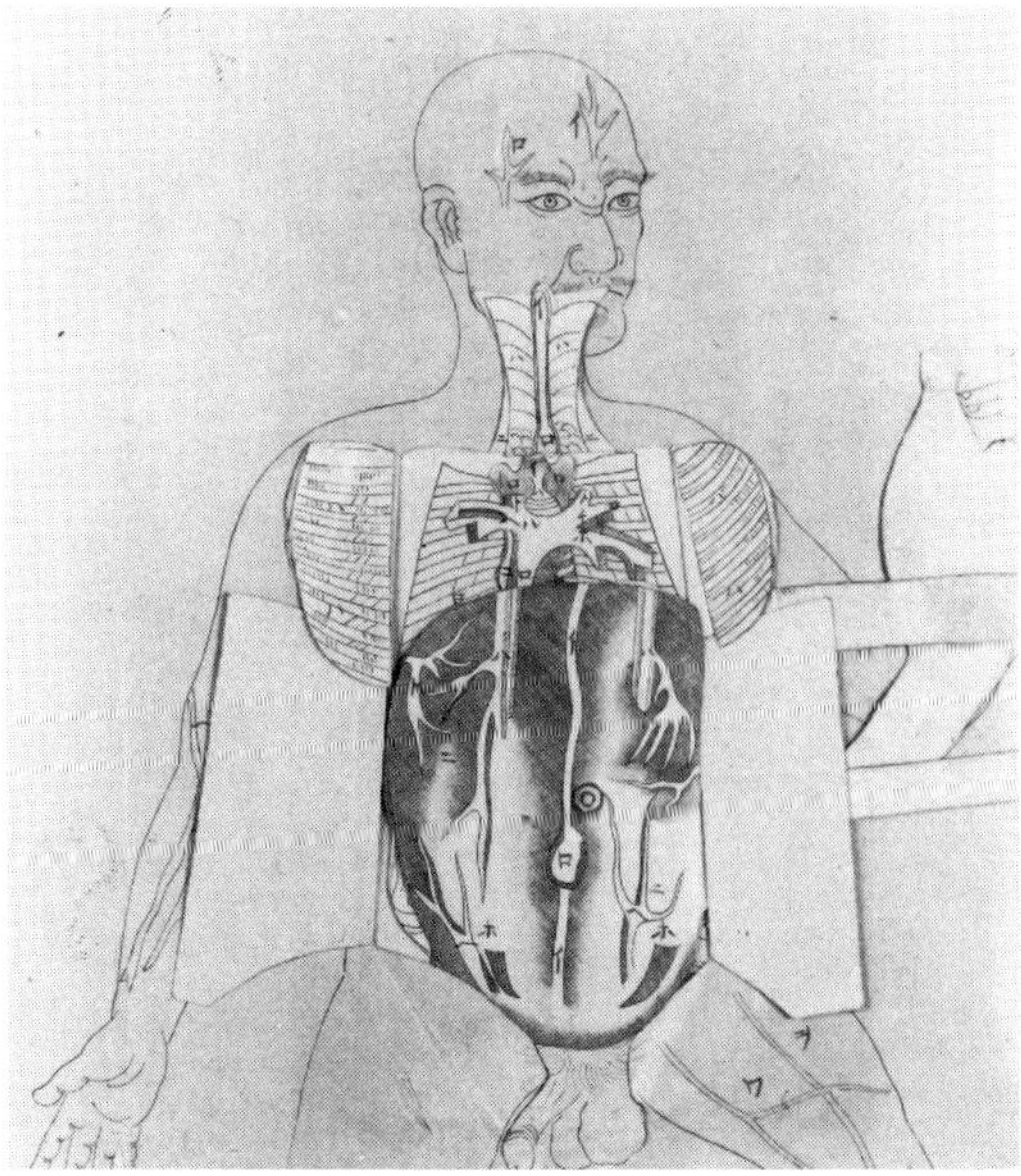
六代原三信が写した解剖図

ロ　此所三ノ經ト云心臓ヨリ發順ル
ハ　心ヨリ顋ニ続キ頭ニ至ル経
……
各ページ十一行を基本に進み、計一一六ページ。署名の前の最後の項目は、
子生タル容
「容」は「かたち」だろう。そして次の一行で終わる。
イ一頭　ロ一手足　ハ一臍ノ尾
母親の温かい胎内から新たな命が誕生する。写本完成は、人間ひとりの誕生にも似た、感慨ひとしおの仕事であった。
「阿蘭陀的傳之外醫　原三信」
元弘は、写本の終わりにそう記した。時代の最先端を行く医師としての自負が現れている。
ところで、元弘が出島でオランダ人から医学を学び、外科免状を手にしたのは、これより一年前の貞享三（一六八六）年にさかのぼる。
長崎遊学の目的は、オランダ医学の中でも、とくに外科の医療技術と知識を学ぶことにあった。

当時の日本の医学は、漢方が主流だった。しかし、外科医術においては、漢方にはない優れたものが西洋医学にあると認められ始めていた。

阿蘭陀外科免状

日本への西洋医学は十六世紀半ば、まずポルトガル人による南蛮流の外科医術が伝わった。鉄砲伝来によって頻発するようになった銃創の治療では、弾丸の摘出、傷口の縫合という医療技術が日本人には新鮮であり、薬品としてオリーブオイルやアルコールも導入されていった。

そして、島原の乱のあとにオランダが出島に移した商館には、外科医が常駐するようになり、日蘭医学交流がだんだん本格化してくる。

とくに、一六四九年に来日した外科医カスパル（一六二三〜一七〇六）は江戸へ参府し、大目付井上筑後守政重の紹介で、稲葉美濃守正則らを患者として治療にあたった。このときの評判がすこぶるよくて、以後、有力大名らから、オランダ東インド会社への医薬品、医書、医療道具などの注文が増えたという。

そして、江戸での評判を伝え聞いた諸大名らが、出島商館医に医学教育を受けるために侍医を長崎に派遣する例が増えている。元弘が長崎遊学を命じられた貞享年間のころは、医師のエリートコースになっていたことだろう。

元弘の外科免状は、最先端の医術である蘭医学を修めた証拠であるから、当時はそうとうに価値が高かった。

九州大学名誉教授ヴォルフガング・ミヒェルの論文「太田黒玄淡の阿蘭陀外科免許状とその背景について」、同「平田長太夫の阿蘭陀流外科修業書とその背景について」などによると、オランダ商館の商館医から、同じような免状を受けた人たちは元弘の前にも何人かがわかっている。現存する資料で確認できる免状の交付年と氏名は、次のようになる。

一六六五年　嵐山甫庵
一六六六年　平田長太夫
一六六八年　瀬尾昌琢
一六六八年　西　玄甫
一六六八年　太田黒玄淡
一六八五年　原　三信

こうした蘭館医によるオランダ語の免状は、一六五八年に初めて発行されたことが、出島商館長日誌に記されている。

元弘が受けた、オランダ語による外科免状の文言は、現代文に訳すと次のようになっている。

「下記に署名した医師アルバート・クローンは弟子原三信が外科医術を学び、私の知ることを非常によく理解したこと、かつまたその詳しい知識を理解したことを認めるものである。

1685年10月18日

アルバート・クローン」

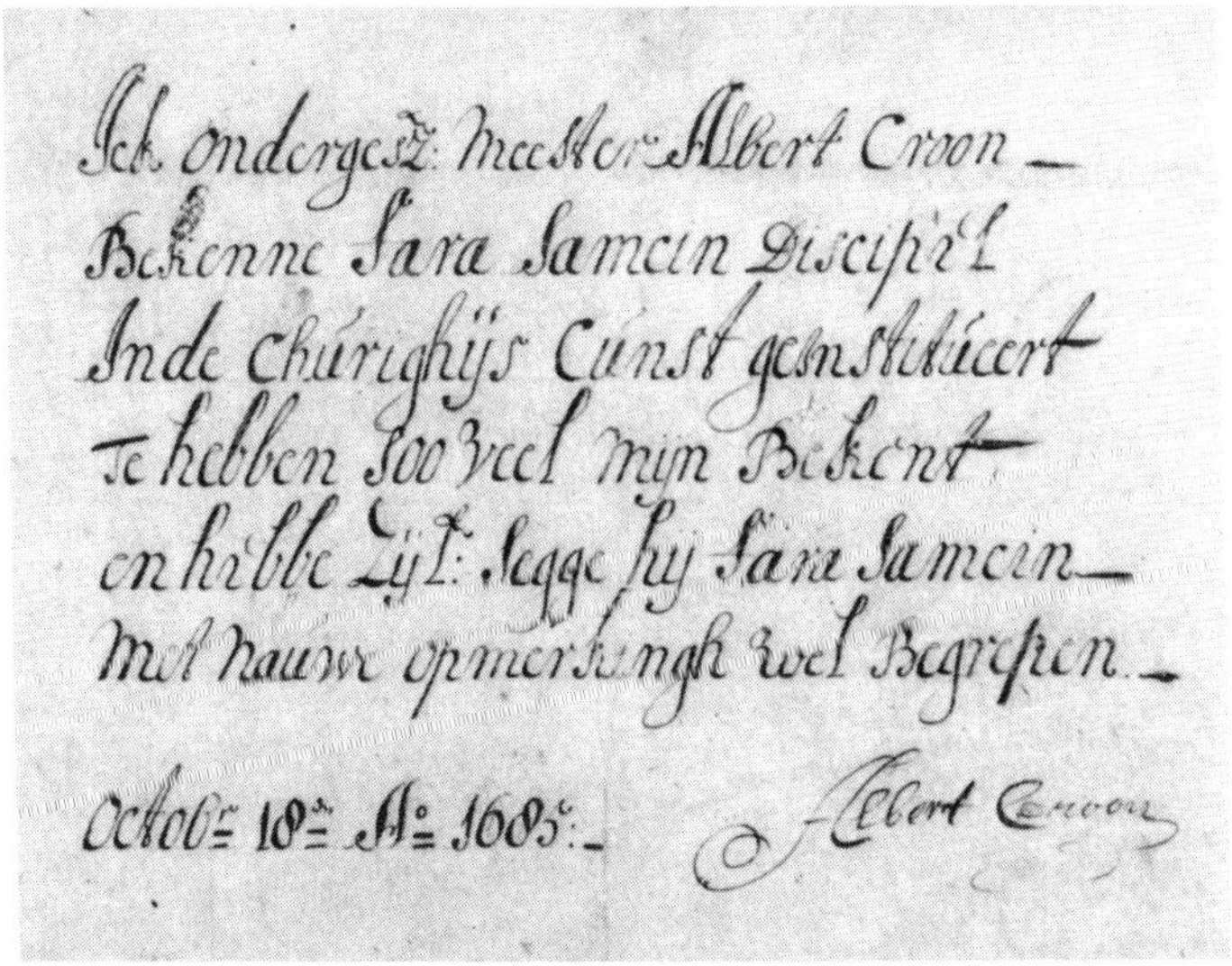
Ick ondergesz: Meester Albert Croon —
Bekenne Sara Samein Discipel
Inde Chirurgijs Cunst geinstrueert
te hebben soo veel mijn Bekent
en hebbe Zijl: segge hij Sara Samein —
met nauwe opmerkingh wel Begrepen. —
Octob: 18e Ao 1685: —
Albert Croon

アルバート・クローンが六代原三信に与えた免状（原文）

これに通詞の漢文による翻訳、解説文が付け加えてある。内容は、オランダ語のものにはない、署名者とは別の医師の名などたくさんの要素が追加されて長くなり、かなり異なっている。

読み下し文にすると、

「貴殿　当年　御奉行所より御赦免を蒙られ　メストロ　ヘンデレキ・ヲヲベイ阿蘭陀外科の一流　金瘡並びに膏薬油の取り様効能まで具に直伝を得られたといえども今度　御赦免に依って其外治一流口伝の仕掛薬方等残らず相伝せしめて畢す。今より以後いよいよ療治の工夫鍛錬到さるべく候　仍ち印家これを加赦するもの也。且つ亦　先年の直伝　多年の執行に依って今度学頭その功　外治において甚きを備む　随分猛すべし　證文此の如し。

メストル

アルブルト・コロウヌ

右の通り出島に於て阿蘭陀外科稽古の刻　御奉行様より御検

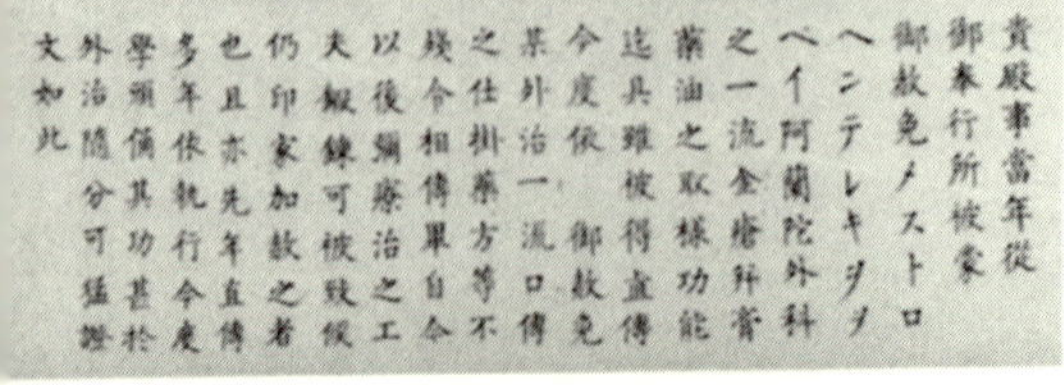

貴殿事當年従
御奉行所被蒙
御赦免メストロ
ヘンテレキヲヲ
ベイ阿蘭陀外科
之一流金瘡并膏
薬油之取様功能
迄具雖被得直傳
今度依　御赦免
其外治一流口傳
之仕掛薬方等不
残令相傳畢自今
以後弥療治之工
夫鍛錬可被致候
仍印家加赦之者
也且亦先年直傳
多年依執行今度
学頭備其功甚於
外治随分可猛證
文如此

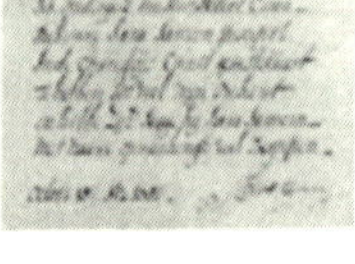

六代原三信が長崎で得た蘭方外科免状（全容）

使に添えなされ　両メストルに相伝を得られ此度印家赦さる

これに依って阿蘭陀文字　印家の文章相違なく委細和げ申す所

也。其奥書として件の如し

貞享三年丙寅八月念九日

阿蘭陀通詞　横山又右衛門（印）

同　本木太郎右衛門（印）

同　石橋助左衛門（印）

同　中山六左衛門（印）

同　楢林新右衛門（印）

同　横山與三右衛門（印）

同　本木庄太夫（印）

同　加福吉左衛門（印）

原三信医老」

メストロのヲヲベイとは、入門式に同席したオベーのことである。

八人の通詞連名で署名した日付は、貞享三年八月二十九日

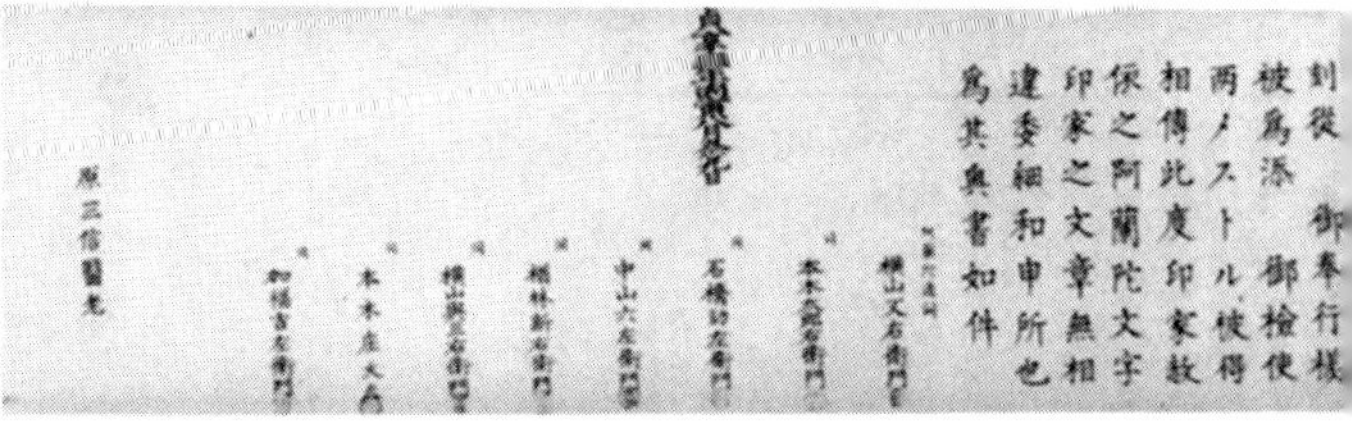

剋従　御奉行様
被為添　御検使
両メストル使得
相傳此度印家赦
係之阿蘭陀文字
印家之文章無相
違委細和申所也
為其奥書如件
横山又右衛門
本木太郎右衛門
石橋助左衛門
中山六左衛門
楢林新右衛門
横山與三右衛門
本木庄太夫
加福吉左衛門
原三信醫老

（1686年10月16日）。

オランダ人医師クローンが署名とともに記した日付「1685年10月18日」からほぼ一年もかかっている。なぜ、こんなにも時間がかかったのだろうか。（以下、西暦と和暦の両方を示す必要のある年月日の表記は西暦を洋数字で記載する）

ミヒェルの論文「平田長太夫の阿蘭陀流外科修業書とその背景について」によると、通詞の署名が遅れたのは、いくつもの状況が絡まっていた。複雑な要素を単純化して考えれば、遅れた理由としては、大きく二つのことが考えられそうだ。

一つは、オベーが1685年10月に商館医から、より地位の高い商務員に昇格した。このため、商館医としての署名を控えたのかもしれない、という。

免状に署名した医師クローンは、船で外科医として勤務し、この年の8月26日か27日に長崎に入港。約二ヶ月滞在し、遅くとも11月ごろ同じ船で日本を去ったらしい。クローンが三信の免状に署名をした日付「1685年10月18日」（貞享二年九月二十日）は、新商館長クライヤー就任の翌日にあたる。

新館長のもとで、低い地位からようやく「キャリア」に昇格したオベーは、おそらく形式上の理由で、署名を控えたと推定されている。オベーの代役ともいえる形で免状に署名したクローンの名は、商館長日記には記録されていないし、三信の免状の署名以外に来日の記録は見つかっ

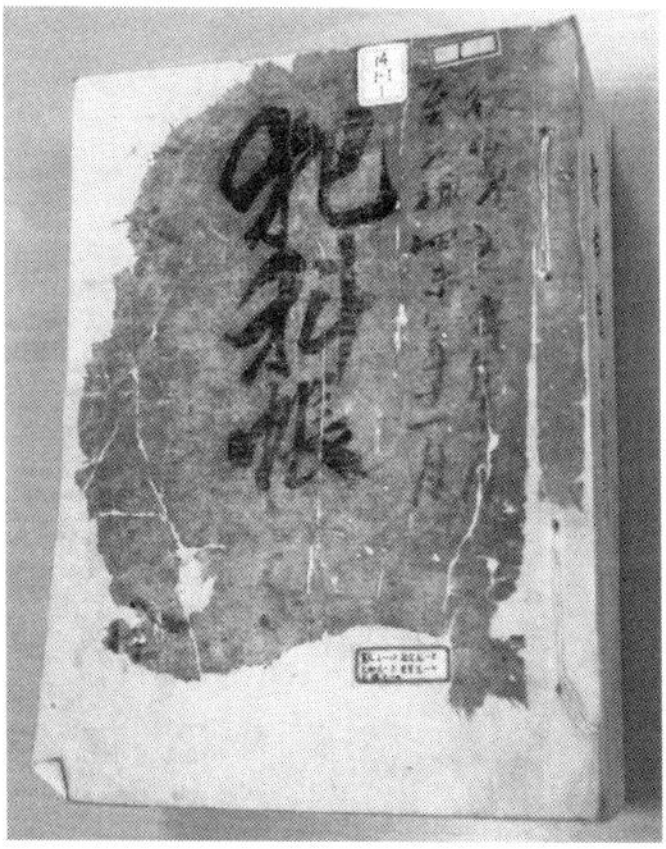

「犯科帳　第一冊　表紙」（長崎歴史文化博物館所蔵）

ていないという。

通詞たちは、原三信に外科医術の教育をした医師オベーが署名すべきなのに、そうではない人物が免状に署名していること、また、商館員でない医師による証書をどう扱うかについて迷ったことが考えられる。

通詞による署名が遅れた二つ目の理由と考えられるのは、出島を舞台にした密貿易事件である。オランダ人がらみの密貿易事件が発覚し、その影響が免状発行作業の遅れに追い打ちをかけた可能性が高い。

この事件は、刑死者を多数出した、きわめて重大な事件であり、長崎奉行所の判決記録「犯科帳　第一冊」（長崎歴史文化博物館所蔵）に記録されている。

「犯科帳」は寛文《かんぶん》六（一六六六）年から慶応三（一八六七）年まで二〇〇年間、一四五冊にわたる長崎奉行所の判決記録である。

その事件の処刑日は貞享三年九月十八日（1686年11月3日）。

罪人は日本人二十八人、オランダ人も八人が関わっていた。犯科帳の記載をもとに、刑罰の重いグループ順に罪人の名前、職業、年齢、入牢日を列挙する。

こんふら　善右衛門　寅歳五十　寅六月四日籠舎
阿蘭陀内通詞　八郎右衛門　寅歳廿四　寅六月七日籠舎
阿蘭陀内通詞　長右衛門　寅歳三拾壱　寅六月七日籠舎
阿蘭陀内通詞　市右衛門　寅歳四拾　寅六月五日籠舎
此四人之者共寅九月十八日於西坂磔行之

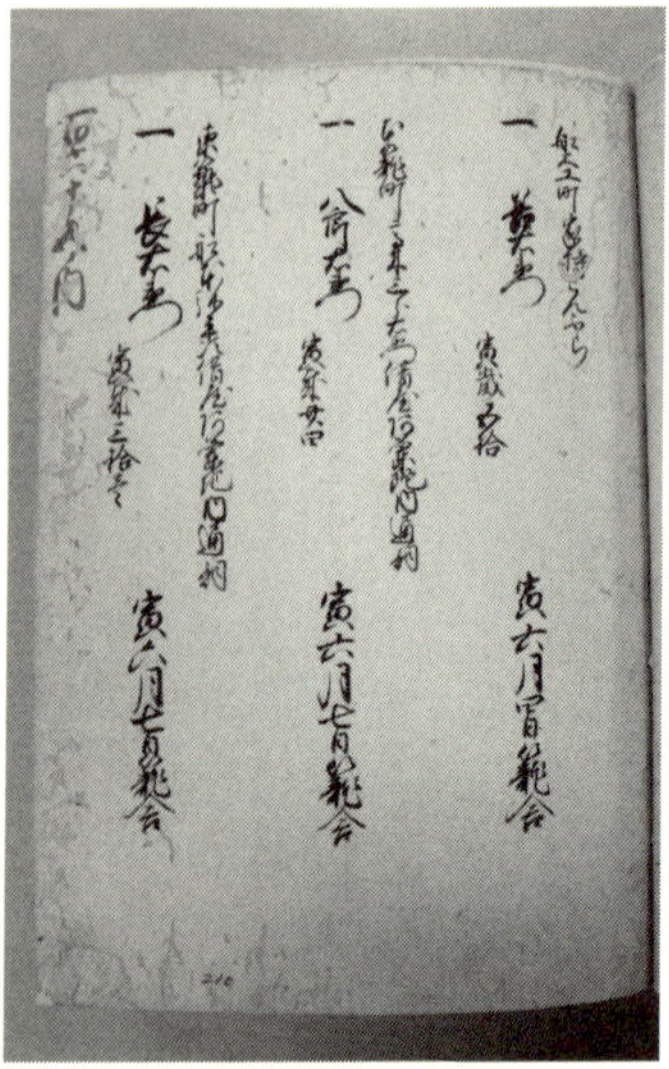

犯科帳「密貿易事件こんふら」

この四人が磔刑に処せられた場所、西坂は今日、「二十四聖人殉教の地」として有名なところである。

処刑者の職業にある「こんふら」は、ポルトガル語のコンプラドールがなまって「コンプラ仲間」と呼ばれた仲買人のことである。出島のオランダ人のために食料、家財などの品物を調達する役目をはたしていた。

「内通詞」は長崎奉行の支配下にない民間の通詞のことを言った。通事といっても、単語を少し知っているだけのような人たちが多く含まれていた。

磔《はりつけ》は、罪人を公開の処刑場で柱に縛りつけ、槍などで突く。死刑の中でも最も重い。死刑の罪人は、この四人にとどまらなかった。

安兵衛　寅歳廿五　寅六月四日籠舎
惣　市　寅歳弐拾　寅六月七日籠舎
庄右衛門　寅歳四拾五　寅六月七日籠舎
市之助　寅歳廿壱　寅七月二日籠舎
此四人之者共寅九月十八日於同所首刎掛獄門

さらに四人は、首がはねられ、獄門にさらされた。

対馬問屋　源　七　（空白）　寅六月七日籠舎
たんへいの船頭　仁右衛門　寅歳三拾八　寅六月七日籠舎

数合　　　　　清兵衛　寅歳五拾三　寅六月七日籠舎
数合　　　　　八兵衛　寅歳三拾八　寅六月七日籠舎
番船の船頭　伊左衛門　寅歳四拾　寅七月廿五日籠舎
但何権左衛門手代　七左衛門　寅歳三拾　寅六月七日籠舎
　　　　　　　藤兵衛　寅歳三拾三　寅六月十四日籠舎
　　　　　　　庄次郎　寅歳六拾三　寅六月九日籠舎
数合　　　　　久左衛門　寅歳三拾五　寅六月九日籠舎
数合　　　　　伊兵衛　寅三拾三　寅六月九日籠舎
数合　　　　　権兵衛　寅歳四拾九　寅六月八日籠舎
此拾壱人之者共寅九月十八日於同所斬罪之

「たんへい」は近距離輸送の和船「団平船」のことであり、「番船」は密航などを見張る監視船である。

以上、「首刎掛獄門」「斬罪」の計十五人が打ち首の死刑となっている。

対馬問屋源七下人　三　助　寅歳廿四　寅六月三日籠舎

庄　吉　寅歳廿六　寅六月四日籠舎
対馬問屋伊兵衛下人　平左衛門　寅歳三拾五　寅六月五日籠舎
右伊兵衛子　六之助　寅歳拾四　寅六月六日町内ニ預置之
数合　仁右衛門　寅廿二　寅六月九日籠舎
数合　作兵衛　寅三拾三　寅六月九日籠舎
数合　八郎兵衛　寅歳五拾弐　寅六月九日籠舎
数合　次郎兵衛　寅歳三拾四　寅六月九日籠舎
数合　惣兵衛　寅歳五拾六　寅七月四日籠舎
此九人之者共寅九月十八日長崎十里四方令追放之重而当所江立帰候はゝ可令死罪之旨相含之

残る九人は長崎から十里四方の外へ追放（立ち帰ったら死罪）とされた。

これら日本人計二十八人の罪状について、犯科帳に記された文面はきわめて簡潔である。

「右弐拾八人之者共於出嶋阿蘭陀人と令密談糸端物盗出シ商売仕候段詮議之上致露顕其趣江戸江申上御下知如此ニ申付候事」

商人や船頭、水夫、船を使って出島から「糸端物」を盗み出し、売りさばいた。倉庫管理の実情、実務に詳しい商館勤務のオランダ人と密談、共謀したことが書いてあるが、犯行の日時、場所、各人の具体的な役割・行動については触れられていない。
「密談」した共犯のオランダ人は次の八人。

よわのすはるまんとろう
へんてれきおうへい（ヘンデレキ・ヲヲベイ）
ひいとろふるている
よわのすてへいる
はんでぼろく
なういんとてつける
こるねるすすいみんせん
ういろんふるとん

この八人に対する判決は、

右八人従江戸御下知寅八月十三日手錠かけ両かびたんニ預置之　日本人も死罪被仰付候

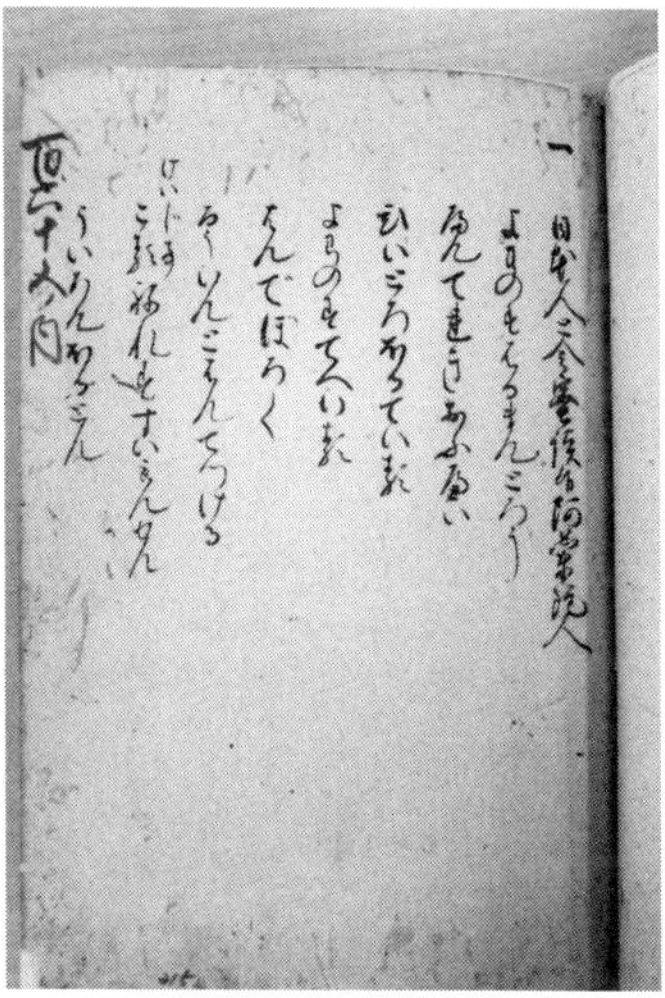

犯科帳「密貿易事件のオランダ人」

間八人之者共於本国急度国法ニ可行之由申聞
　両かびたん江相渡候事

となっている。

外国人のからんだ重要事件だったため、長崎奉行所は江戸に事件内容を報告し、指示を受けての判決言い渡しであることをことわったうえで、この八人に手錠をかけて新旧両商館長に身柄を預けることにした。日本人は死罪になったのだから、本国において必ず国法によって処分するようにと、両商館長に言いふくめたうえで国外追放した。

日本人二十八人の入牢日をたどると、六月から七月にかけての事件捜査の流れがわかる。

六月三日　１人、対馬問屋の下人
同四日　４人、問屋下人とコンプラ仲間ら
同五日　２人　内通事と問屋下人
同六日　１人　問屋の子

同七日　8人　内通事、船頭ら
同八日　1人　数合
同九日　7人　数合
十四日　1人　手代
七月二日　1人
同四日　1人　数合
同二十五日1人　数合
計28人

六月三日に対馬問屋源七の奉公人である三助が捕まったのを手はじめに、翌四日に仲買人の善右衛門と問屋奉公人ら四人、五日には内通事と別の問屋奉公人の二人、七日に団平船や番船の船頭ら八人と、事件がどんどん拡大している。

身柄拘束の着手から最初の一週間で関与者の大半を捕まえ、七月二十五日に最後の一人を入牢させた。容疑者を捕まえ始めてから三カ月半で処刑日にいたっている。

一方、オランダ人の処分について、犯科帳の「八月十三日手錠かけ両かぴたんに預け置く」との記述は、八月十三日に奉行所に連行し、おそらく、その日のうちに取り調べを終えて、出島に戻したとみてよさそうだ。十七世紀のオランダは、日本の貿易を独占していたわけではないが、日本としては輸入品の依存度が極めて高かった。たとえば生糸、木綿の加工もまだ自前ではできず、安く、安定した供給がほしい。幕府は、オランダをいじめすぎて貿易面で反発を受けることは避けたかった。そんなかけ引きから、八人は外交官ではないが、それに近い取扱いを受けたのだろう。また、商館長を含め「国外追放」といっても、実態は「再来航禁止」を伝えたもので、追放の時期も出島からの定期的な出発を待つしかなかった。

原三信の免状への通詞による署名は、その十六日後の八月二十九日（10月16日）。日本人たちの処刑日九月十八日（11月3日）は、商館長の交代（11月5日）、すなわち国外退去の二日前だったことになる。

日本人二十八人のうち十九人が死刑（九人は長崎十里四方の追放）という重大事件なのに、密輸品の出所であるオランダ人八人は、商館長の交代時期に合わせるかのように、国外に追い出すだけですませている。日本人に比べてオランダ人には極めて寛大な裁きといえる。

罪を問われたオランダ人の一人、「へんてれきおうへい」すなわち「ヘンデレキ・ヲヲベイ」は、いうまでもなく原三信元弘に医学を教授し、免状に名前が記されている外科医オベー、その人である。

いずれにしても、原三信の外科免状は、きわめて異例ずくめの状況下で作成された。

この時の商館長は、クライヤー（一六三四〜九七）である。クライヤーの出島商館長在任期間は、オランダ側の記録によると、まず1682年10月20日〜83年11月8日、さらに二回目として二年後の1685年10月17日〜86年11月5日の期間を務めている。

商館長クライヤーは、一六六七年からバタヴィアで薬局を経営したり、出島にも勤務した庭師マイスターに植物園の管理を任せたりした。日本での個人的な貿易と薬草園経営で巨額の利益を上げ、バタヴィアに豪邸を建てたとされている。

以上、外科免状と密輸事件に関係する一連の日取りは次のような経過になる。

天和三（一六八三）年
九月二十日（11月8日）　商館長クライヤーに代わりランスト就任。オベー来日
貞享元（一六八四）年
九月十七日（10月25日）商館長ランストに代わりブイテンヘム就任。オベーが日本滞在延長
貞享二（一六八五）年
七月二十七日（8月26日）ころ　クローンの船が長崎入港
九月二十日（10月17日）　商館長ブイテンヘムに代わりクライヤー就任。オベー昇格
九月二十一日（10月18日）　クローンが原三信の免状に署名

貞享三（一六八六）年
六月三日（7月22日）　長崎奉行所が密貿易事件で最初の一人を牢に入れる
八月十三日（9月30日）　オベーらオランダ人八人を「手錠かけ両かびたんに預け置く」
八月二十九日（10月16日）　通詞が三信の免状に署名
九月十八日（11月3日）　密貿易事件で日本人処刑
九月二十日（11月5日）　商館長クライヤーに代わりランスト就任。密貿易オランダ人を国外退去
貞享四（一六八七）年
九月二十日（10月25日）　商館長ランストに代わりブイテンヘム就任
九月二十六日（10月31日）　原三信が解剖書の写本を終えて署名

ところで、出島では密貿易摘発が絶えなかった。

原三信が赴任する前にも、二十年ほど前の寛文七（一六六七）年と、その後の延宝四（一六七六）年、筑前に縁の深い有名な密輸事件が二つあり、「犯科帳」に記録されている。

まず寛文七（一六六七）年、江戸時代最大の抜け荷、博多の豪商、伊藤小《こ》左《ざ》衛門《えもん》の朝鮮への武器密輸出事件である。

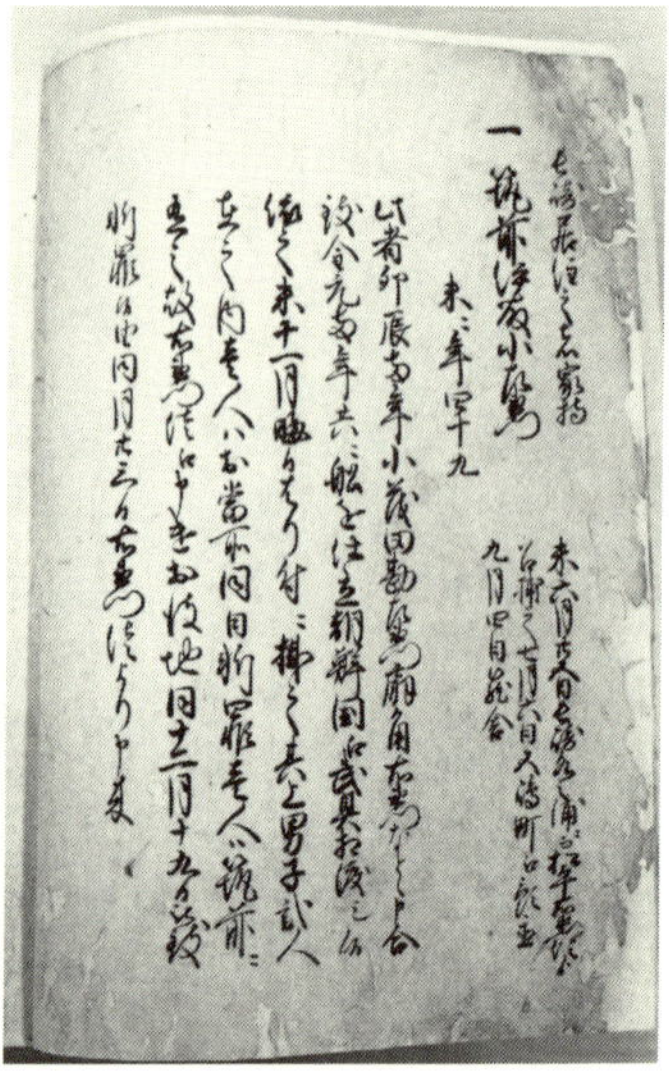

犯科帳「伊藤小左衛門事件」

判決文は、

一　筑前伊藤小左衛門　未に年四十九
此者卯辰両年小茂田勘左衛門扇角右衛門など申し合わせ金元を致し両年共に船を仕立て朝鮮国へ武具相渡し候
之に依り未十一月晦日はり付に之を掛く其の上男子弐人之在り内壱人は當所に於て同日斬罪壱人は筑前に之有る故右衛門佐へ申し遣し彼の地に於て同十二月十九日斬罪に致れ候
由同月二十三日右衛門佐より申来り

小左衛門は福岡藩の長崎御用をつとめ、長崎五島町に屋敷を構え、長崎奉行の接待に自分の屋敷を提供するなど、黒田家と長崎奉行の橋渡し役もつとめた。

投銀《なげがね》とよばれる海外貿易の投資もして富を築き、出島のオランダ商館長は、小左衛門の資金力について、銀七千貫目と記している。

事件は寛文七（一六六七）年、福岡、対馬、長崎、大坂にまたがる大がかりな密輸組織を浮かび上がらせた。小左衛門ら五人が磔、十四人が獄門、十八人が斬首となり、犯科帳に記された関係者は七十人以上にのぼる。小左衛門の息子二人も連座して、斬罪に処せられた。

朝鮮への密貿易の品は、刀剣、甲冑、銃器、硫黄など。密輸の目的は、明を亡ぼした清に抵抗していた鄭成功を支援することにあったという説もある。

もう一つは延宝四（一六七六）年、長崎代官、末次平蔵の事件である。

判決文は、

一　末次平蔵　　辰に年四十三

右平蔵儀御代官をも仕りながら異国へ抛銀致し重科を為と雖も陰山九太夫下田弥三右衛門船仕出之儀ハ存ぜず其の上地方に私曲之無き二付て死罪御赦免家屋鋪財宝御闕所坐辰四月二十九日隠岐国へ流罪に仰せ付けられ候

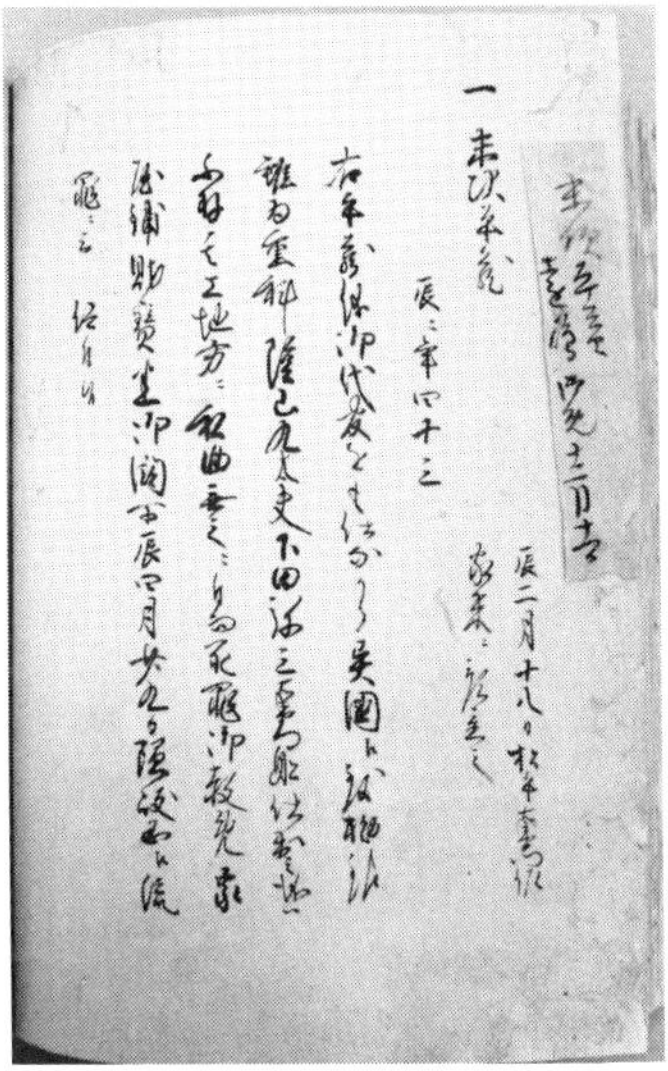

犯科帳「末次平蔵事件」

平蔵は代官をつとめながら異国への融資をした重い科だが、召使いである陰山九太夫と小通詞の下田弥三右衛門が船を仕立てていたことは知らなかった。そのうえ地元支配でも不正はなかったので、隠岐国に流罪を仰せ付けられた、というものだ。

末次家で、この平蔵茂朝の四代前の久四郎興善は、元亀二（一五七一）年にポルトガル船が長崎に来航して、開港したころ博多から移住した。興善は長崎の町での功績がみとめられ、その名は興善町という町名になって、いまも残っている。興善の子である平蔵政直が代官になり、以後、政直の子である平左衛門茂貞、茂貞の子平蔵茂房、茂房の子平蔵茂朝が代官職を引き継いだ。

平蔵茂朝の密貿易は、召使いの陰山九太夫がカンボジアにわたって船を買い、中国人の船頭を雇う大がかりなもので、小左衛門にも劣らない規模だった。

犯科帳には、磔、獄門、斬罪、流罪、追放など多数の刑罰が記録されている。しかし、平蔵は抛銀《なげがね》（融資）をしたものの、密輸船のことは知らなかったという弁明が認められて、流罪ですんだ。

伊藤小左衛門も、末次平蔵も、もとは博多出身の商人であり、どちらも鎖国の禁をおかして海の交易で巨利を得た。金元という直接の出資人だった小左衛門と、現職の代官で融資人だった平蔵とは、幕府の扱いが異なっていた。

元弘がとばっちりを食ったオランダ商館ぐるみの事件を含め、これら三つの密貿易事件は、幕府が手を焼く密貿易の氷山の一角だったようだ。

元弘が、外科免状と解剖書とともに長崎から持ち帰ったものがもう一つ、『外科術式図譜絵巻』というものがある。

手の切断術後の処置、切断術に使う外科器具とガーゼ、頭頂の疵《きず》の手当とそれに使うメスと包帯、穿頭器と先端のドリルを装着したところとはずしたところ、頬の傷の手当て、眼球にかかった目の疵、兎唇の治療法と局部を拡大して示した図など八シーンが描かれている。

これと同類のものは、長崎県平戸市の松浦史料博物館に展示され、長崎大学所有の楢林鎮山の『紅夷外科宗伝』の付図に同じような絵巻がついている。

もとをたどると、フランスの外科医パレ（一五一〇〜九〇）の『外科全集』の挿図を模写したものとみられている。

パレは、軍医として鉄砲による傷の治療経験を積んだ。手術後の止血に軟膏を使ったり、手や足の切断手術のときに血管を糸で

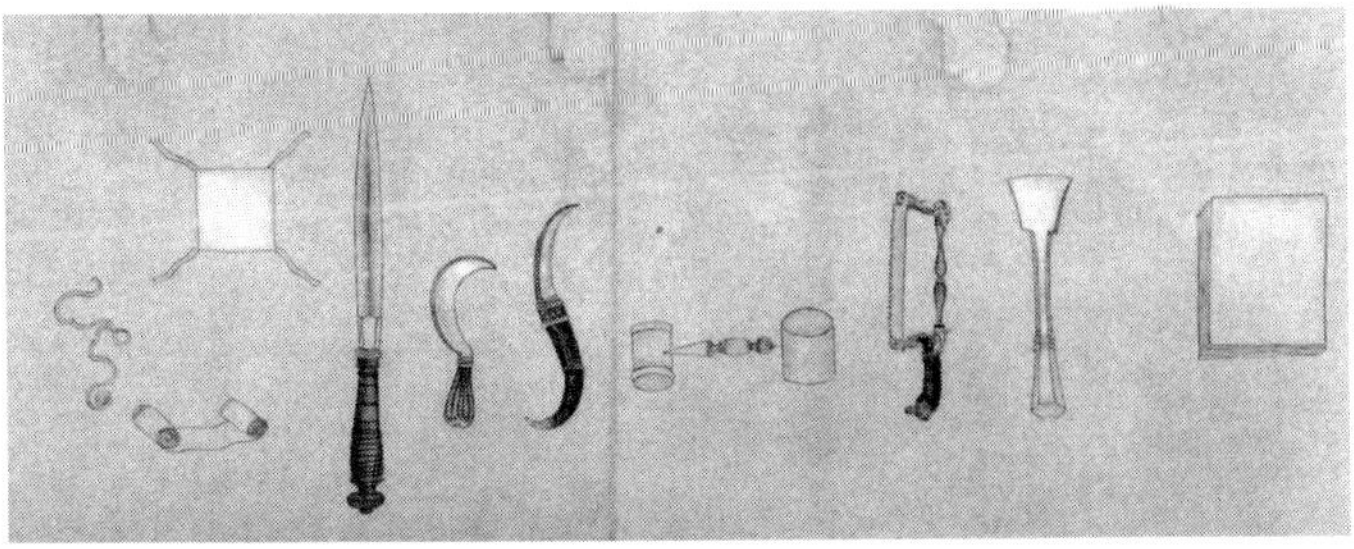

外科手術に使用した道具（外科術式図譜絵巻）

結んだりする方法を考案している。

元弘の外科免状に署名した八人の通詞の一人、楢林新右衛門（一六四九〜一七一一）は、通詞をやめて外科専門の医者になった。そのときに名前を栄林と改め、号を鎮山とした。通訳の経験をとおして学んだことをまとめ、『紅夷外科宗伝』を著している。

「三信さん、解剖図の写本のついでに、これも写したらどうですか」

「そいなら、しばらく、拝借します」

と絵巻の模写にとり組んだのだろう。

原三信元弘と同じころ、長崎で紅毛外科を学んだ一人に伏見の紅毛外科医、伊良子道牛（一六七二〜一七三四）もいた。道牛も同じ絵巻を持ち帰っている。

こうして博多に帰った元弘は、阿蘭陀外科の免状、レメリンの解剖書の写本、外科絵巻を一子相伝にして、以後四百年、大事に子孫に残した。

レメリンの解剖書の写本は、ほかにも日本にいくつか現存するが、原三信のものが最も原本に忠実で保存状態もいいと評価されている。

西洋人がもたらした人体解剖書は、医者をはじめ日本人に大きな衝撃を与えた。

江戸時代の日本では漢方が主流だった。病には生薬を用い、傷には止血、消毒をして養生を図る。大きな傷には和紙をはり付けた。伝染病などの流行病には易、祈祷をもって処した。病と健康、生と死とを科学的に説明する方法は、西洋が一歩先んじていた。

解剖書はその一つであり、西洋医学の価値は、まず外科に認められた。それも、殿様や幕府の老中らによる治療の要求から始まった。財力のある幕閣、大名たちは金を惜しまず、高価な医学書も、競うように購入していたようだ。「日本最初の西洋解剖書の翻訳」（酒井シヅ）は、西洋解剖書の伝来事情を解説している。

たとえば、幕府大目付の井上筑後守政重がオランダ人医師を自邸に招き、ヴェサリウスの解剖書について講義させたことが、一六五九年の商館長日誌に記してある。

ヴェサリウス（一五一四〜六四）はベルギー生まれの解剖学者で、著書の解剖書『人体の構造に関する七つの本』は、画家の描いた人体解剖図をつけて一五四三年に出版された。

人間は神の創造物であり、解剖は神への冒瀆である、という宗教的な制約もあった中世の西洋医学を、近世に転換したときの分水嶺になった本といわれている。

解剖に興味を持った井上筑後守は、一六六〇年に自邸でイノシシの解剖をさせたことも商館長日誌に書かれている。

ただ解剖書は、日本ではまだ、実際の治療に必要なものではなかった。解剖学への関心は大名たちの好奇心から始まったが、学問的な価値が理解されるのは、十八世紀後半のことになる。

日本において、医術（技術）が医学（科学）に脱皮するためには、大名をパトロンにしてオランダ医学を学び始めた医師たちが、解剖学を入り口に、科学としての医学の基礎づくりに突き進むことが必要だった。

日本で最初の解剖は、宝暦四（一七五四）年、山脇東洋（一七〇六〜六二）が京都の六角獄舎で行った。京都所司代小浜藩主の酒井讃岐守が刑死者の解剖を許した初の公許解剖であり、その記録として宝暦九（一七五九）年に人体解剖書『蔵志』を刊行した。

解剖されたのは、三十八歳の男性の刑死体で斬首により頭部がなかった。

京都の医師鈴木宗云は、安永元（一七七二）年、レメリンの解剖書と本木庄太夫の訳書をもとに『和蘭全軀内外分合図』を出版している。

杉田玄白（一七三三〜一八一七）や前野良沢（一七二六〜一八〇三）らがオランダ語の解剖書『ターヘル・アナトミア』を翻訳し『解体新書』を刊行するのは安永三（一七七四）年のことだ。

原典は、ドイツ人クルムスの『解剖図譜』。一七二二年にドイツ語の初版が出され、オランダ語には一七三四年に翻訳されている。

豊前中津藩奥平家の江戸詰めの侍医だった良沢は、八代将軍徳川吉宗から甘藷（サツマイモ）栽培を命じられた青木昆陽（一六九八〜一七六九）の知遇を得て、オランダ語の勉強を始めた。藩主奥平昌鹿の理解を得て長崎に学び、クルムスの解剖書を手に入れる。

一方、若狭国小浜藩酒井家の侍医だった玄白も、藩主の援助で同じ解剖書を入手し、明和八

（一七七一）年、良沢とともに江戸の小塚原で死刑囚の死体解剖を見学した。玄白、良沢の二人は、解剖書の正確さを目のあたりにして、解剖書の翻訳にとりかかることになる。

さて、原三信元弘が、長崎遊学を終えて帰国したのは、福岡藩の藩主交代の時期にあたっていた。

元禄元（一六八八）年の暮れ、還暦をすぎた藩主光之が隠居し、三十歳になる綱政（一六五九～一七一一）が第四代藩主となった。年が明けた元禄二年は、長崎警護が当番の年にあたった。

この年、綱政は三月十八日、参勤していた江戸を出発し、四月二日に京着。翌朝、大坂から船に乗って瀬戸内海を経由し、十五日に福岡城に入った。その日は、長崎警護の当番を勤める中老・郡正太夫、大與頭・竹田安兵衛、鉄砲大頭・林又右衛門、馬廻頭・杉山儀右衛門ら数十人が福岡を出船した。

綱政も追って十八日に陸路、長崎に向かい二十一日到着。長崎奉行所を訪れた後、番所を検察して二十四日に長崎を発して二十八日に福岡に帰着したと記録されている。

綱政は二十二年後の正徳元（一七一一）年六月に亡くなった。

元弘も、綱政の後を追うように、この年の八月に亡くなり、極楽寺に葬られた。

戒名は「天真斎本源自性居士」となっている。

第二章　博多

家臣団

博多は、玄界灘の南、博多湾の奥に広がる港湾都市である。

八世紀末にでき上がった『続日本紀』に、「博多大津」として登場する地名は、中国では「覇家台」「八角島」「花旭塔」とも書かれた。

平安時代に外交・交易の場となった鴻臚館《こうろかん》跡のあたりに十七世紀初め、黒田氏が福岡城を築いた。その江戸時代から、那珂川を境にして、西の城下町「福岡」と、東の商人町「博多」とを区別したことが定着して、今にいたっている。

福岡藩の藩医、原家の先祖は、筑前に勢力を張った原田氏の家臣だったといわれている。

明治時代に原家の養子となり、男性長寿日本一にもなった原志免太郎は、もとは原田姓だった。原家と原田家は古くからの縁つづきであったようだ。

そのことをさぐるために、戦国時代に原田氏が本拠地にした、博多西方の糸島に目を移してみる。

可也山《かやさん》は標高三六五米《メートル》と、さほど高くはない。にもかかわらず、海岸線のすぐ近くに独立した山体をかまえ、しなやかな姿は、糸島富士とよばれて親しまれている。

山頂に立てば、東は宗像から筑紫を望み、南にはふもとの怡土《いと》、志摩《しま》の里に背振《せふり》山、高祖《たかす》山、雷山《らいざん》の山なみがびょうぶのようにそびえる。

西には唐津、松浦を視野に入れ、北の玄界灘は眼下の姫島から、能古島、玄界島、志賀島、小呂島、条件さえよければ、神の島とあがめられる沖ノ島が見える日もあり、壱岐、対馬をへて、朝鮮、中国の大陸にいたる海路が延びている。

可也山の山中にはかつて巨木、巨岩もあった。

朝鮮出兵のために築城された名護屋城は、この山の木材を伐って運び出した。徳川家康をまつる日光東照宮の鳥居の石材として、ここから大石を下ろして奉献したこともある。

戦国時代には、大内、大友、島津、龍造寺、原田といった武家勢力が互いに覇をあらそい、博多の町は何度も戦乱の炎に焼け尽くされたので、人家、神社仏閣を再建するために木材の切り出しが繰り返された。

　戦乱に敗れて主家と別れた武士たちは、新たな主君を得て仕える者もあれば、地元の田畑を耕して帰農する者、都市の商人となる者、さらには神仏の道に入る者、諸国を流浪する者とさまざまだった。

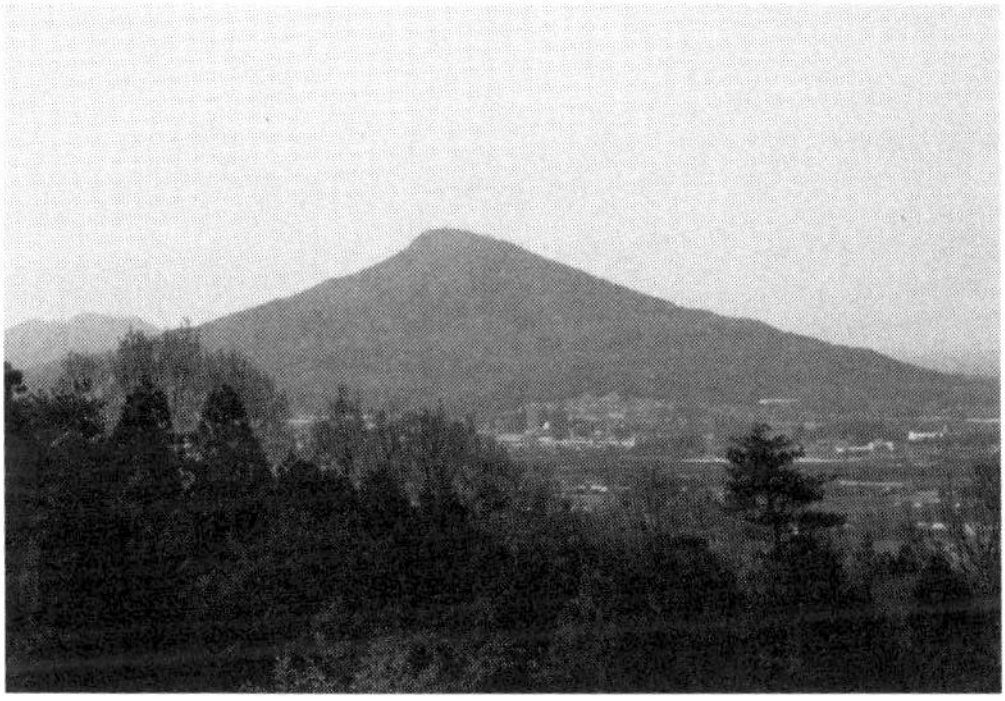

可也山

　だから、博多の町には、大内、大友などの家臣団出身の町人たちが少なくなかった。

　福岡藩の藩医となった原三信も同じような境遇で博多に住みついて、黒田氏に仕えるようになったものらしい。

　原田氏の始祖は、天慶三（九四〇）年、藤原純友の乱で追捕使として派遣された大蔵春実とされる。大蔵氏は、中国・漢の高祖劉邦の末裔で、応神朝に渡来した阿智王の流れをくむという。同乱での軍功によって筑前、豊前、肥前、壱岐、対馬を支配して大宰府の警護にあたった。

　筑前と肥前の境にある基山（四〇五メートル）麓の原田（福岡県筑紫野市）に館を構えたのが原田姓の始まりという。

　居城は以後、那珂郡岩門、怡土郡高祖へと移した。

高祖山（四一六メートル）にあった高祖城は、建長元（一二四九）年、原田氏が鎌倉幕府に伺いを立て、古代の怡土城を再築して居城にした。蒙古襲来のときには、玄界灘から残島《のこのしま》（能古島）にかけての敵船を遠望し、警鐘を鳴らして、急馬で大宰府に報告したという。

戦国期にいたると、原田隆種（了栄）や子の親種らは、高祖城を拠点に、大友勢などとの戦いを重ね、足軽の鉄砲隊を編成して投入した。天正二（一五七四）年、親種の死亡により、孫の信種が了栄の後継となる。

そして、天正十五（一五八七）年、信種は九州平定にくりだされた豊臣秀吉の大軍到来をまえに、抗戦を決めていた島津とともに戦うつもりでいた。家臣団には降伏を進言する者が多かったから、軍議はかなりもめている。結局、早良平野を埋め尽くして押しよせる大軍に驚いて降伏したものの、降伏の時期が遅れたので、領地は没収されるし、居城は破壊されて、衰退の道を歩む。

信種はその後、肥後の加藤清正の家臣となる。信種の家臣たちの多くは離れて行った。

文禄元（一五九二）年、秀吉が大陸進出の野心をいだいて朝鮮に出兵をはじめた。

信種は加藤軍（一万人）に武将としてくわわった。信種がひきいる軍勢は怡土、志摩両郡をはじめ旧領の武士たちがかけつけて計七百人になった。八隻の船は、博多や怡土・志摩郡、肥前松浦郡から調達された。

このときに、原家の先祖が加わっていたかどうか、原田氏の史料『改正原田詣』に掲げられた名簿に原姓の武士が見当たらないことからみると、朝鮮には行っていないようだ。あるいは、博多にあって何らかの支援をしたのかもしれない。

信種の先代、原田隆種（了栄）の時代につくられた家臣名簿に見える原姓の家臣は、

原左衛門尉

原駿河守

の二人がある。

このうち「原駿河守」が原家の祖先だとの説があるが、定かではない。

朝鮮にわたった信種は、戦死したといわれるほか、朝鮮に投降して秀吉軍と戦った降倭武将沙也可《さやか》（金忠善）であるという説もあり、「サヤカ（沙也可）」の名前は、故郷にそびえる「カヤサン（可也山）」を逆さまに読む変名ではなかろうか、と推測している。

原田氏のその後をめぐっては、もう一つ、一千《キロ》も離れた筑前志摩郡と奥州・会津をつないでくり広げられた物語がある。中村正夫著『主従の絆』をひもといてみよう。

原田信種の領地が没収されてから二百四十年余りたった文政十一（一八二八）年。博多の原家では十二代三信となる蘇仙が生まれる八年前のことである。

四月十三日、志摩郡元岡村（現福岡市西区）の百姓伊兵衛が一通の書き置きを残して、家族に何も言わず、自宅からふらりと旅に出た。

「拙者、若いときに大病を患い、西国三十三カ所へ巡礼に出かけたいと願っていたけれども、公役なども勤めたので今まで延ばし延ばしにしておりました。この一、二年は公役もなくなったし、また今年六十四歳になり、念願を果たすことにしました。今年の暮れから来年春にかけて帰国します。

元岡村　伊兵衛

同村　喜六殿」

伊兵衛は、独り身の気楽な身ではあった。酒造業を営んでいたが、家督を弟の喜六（またの名を九兵衛）に譲って隠退していた。とはいっても、

「行く前に、ひとこと言うてくれてもよかろうもん」

と、喜六は、少しうらめしかった。

船で最寄りの久家浦を出発した伊兵衛は、玄界灘、響灘をわたって翌々日の朝、下関に着いた。下関からの船は、五月十日に出羽国庄内に着いた。山形を経て、四十三日目の五月二十七

日に会津若松に着いている。

伊兵衛はそのころ、会津藩士となっていた原田家と手紙のやりとりをしていた。最初は、文政四（一八二一）年二月、会津から届いた。

差出人は、会津藩の重臣、原田又助種美の家臣だった。

原田又助種美は、会津原田家の当主である。

高祖城を破壊され、朝鮮出兵に赴いた信種の子種次（嘉種から改名）は、肥後の加藤清正のもとを去ったあと、肥前唐津城主・寺沢広高の寄客となるが、島原の乱で寺沢家が改易され、やむなく浪人となって江戸に出た。

そこで僧天海の世話をうけ、慶安四（一六五一）年、会津藩主保科（松平）正之に禄二千石で仕えた。

それからおよそ一七〇年ののち、会津原田家は、高祖時代の領地と家来を懐かしんで、家臣たちの動向調査を始めたのだった。手紙の最後には、高祖在城当時の三家老・七臣衆の名を列記し、子孫に最近のようすを尋ねている。

池園　左近助様
石井　内膳　様

大原　備後様
浦志　大和様
鬼木　修理様
池園　形部様
深江　宮内様
中園　駿河様
水上　丹後様
窪　内記様
　　右御子孫中

伊兵衛は、原田氏の「七臣」のひとつ「鬼木家」の子孫だった。

伊兵衛兄弟は、鬼木家歴代の法名、没年月日、俗名を知らせるように要請された。

このため、鬼木家の「系譜略」をつくり、高祖父儀道および曾祖父次郎兵衛に宛てられた原田家からの直書の写し一通を添えて、文政十年秋、会津に送った。

翌十一年一月、会津からの賀状には、重大な申し出があった。

会津原田氏の元祖、嘉種伊豫守には鬼木氏の嫡系源太夫が随行したが、源太夫は後嗣がなく断絶した。伊兵衛兄弟か子息の一人に会津に来てもらい、会津鬼木家を再興できるよう取り計らいたい、と。

伊兵衛の旅立ちからしばらくたった真夏、九兵衛にまた数通の手紙が届いた。伊兵衛からの手紙には「会津より鬼木修理種忠」と署名され、花押もおされており、すっかり武士らしくなった様子に、九兵衛は驚いた。伊兵衛は鬼木家を再興し、老役高座に抜擢されていた。

翌文政十二（一八二九）年六月、種美は八十一歳で死去した。追うように伊兵衛も翌文政十三年二月に病死し、会津で埋葬されるが、養嗣子が九兵衛との交流を続けた。


以上が、『主従の絆』のあらすじである。

原田氏の家臣団が解体されたあと、家臣たちはさまざまな去就をたどった。伊兵衛の鬼木氏がそのひとつとされる原田氏の「七臣衆」とは、中国から来て帰化した阿智王に随行してきた最も由緒ある家臣群である。

原田氏は遠く会津にあっても、高祖にある菩提寺の金龍寺を通じて家臣たちとの結びつきを保っていた。

ところで、筆頭家老で七臣衆の統括者だった池薗氏の動向について、原田隆種時代の弘治（一五五五〜五七）年間ころの左近亮から数えて四代目が、筑前国主黒田氏に仕えたという報告が会津原田家にもたらされたと『主従の絆』で触れている。

原三信の初代が黒田氏の藩医として仕えたのも、ほぼ同時代にあたる。三信は、黒田氏の筑前入国より前に博多に住みついていた。

戦乱の世は、傷病者を数多くうみだしたから、外科医の出番が多かったのである。

慶長五（一六〇〇）年、関ヶ原の戦功によって、筑前国の領主だった小早川秀明が備前岡山に移り、豊前を領有していた黒田長政が筑前国に入り、父孝高（如水）を始祖、長政を藩祖とする福岡藩ができた。原三信は、ほどなく藩医として採用された。

石高五十二万石の福岡藩は、長政の後、忠之、光之、綱政、宣政、継高、治之、治高、斉隆、斉清、長溥、長知と、十二代にわたり、明治四（一八七一）年の廃藩置県まで、二百七十年以上つづく。

原田氏とのつながりといえば、先に書いたように、十三代原三信（崎次郎）の女婿、志免太郎の実家も原田であった。志免太郎の次男安彦は「父原志免太郎の百寿に縁して」と題してつぎのように記している。

「原田家の祖種友は浪人の身で筑豊地方を放浪中、藩主黒田家の姻族櫛橋氏（照福院実家）に見出され客分として迎えられたという。父の生家に隣接して櫛橋氏の広大な邸宅があったことを私も記憶している。祖父種紀はその七世の孫と称していた。」

安彦の祖父、つまり志免太郎の父種紀は弘化二（一八四五）年の生まれである。

七代さかのぼるという先祖の原田種友は、十八世紀初めころの人だろうか。

種友を見こんで、客分として迎えたとされる櫛橋氏は、先祖が播磨国（現兵庫県）志方の城主だった。その櫛橋伊定の娘、光は黒田孝高の正室となり、院号を照福院といった。櫛橋氏は、福岡藩の支藩、直方藩で代々家老職をつとめた。

黒田家譜などによると、享保年間（一七一六〜三六）に、櫛橋又之進が直方藩から本藩に加えられたあと、子孫たちが、六代継高、十代斉清、十一代長溥のときに家老職を務めている。

また、昭和六（一九三一）年、志免太郎が阿蘭陀外科免状など原家の家宝について雑誌「福岡」に書いた文章の中には次のようなくだりがある。

「血脈相承して子々孫々、三信の名を續ぎ傳へた大蔵種道第十五代の後裔も、其の昔火難に遭ふて系譜を消失した為め、詳細の事歴は分かりぬるけれども、黒田綱政公に事えた原三信元弘と呼ぶ法名『天真斎本源自性居士』正徳元年八月十八日卒去――こそ長崎出島に於て阿蘭陀外科のメストロ、ヘンテレキヲヲベイ及びメストル、アルブルトコロウヌ両醫に就いて外科術を習得し、珍重すべき此の家寶を留められたものである」

この文章のはじめにある「大蔵種道第十五代」というのは、原家も志免太郎の実家、原田家と同様に大蔵春実の流れをくんでいるという意味である。

志免太郎によると、岳父の十三代三信（崎次郎）は、仏間から朱塗りの桐箱を取り出して、

「わが一門唯一の家宝」

といって外科免状、人体解剖図、医療機械図譜を取り出して見せながら、祖先の追懐談を楽しそうに話したという。

島原の乱

原三信がオランダ外科修業をする少し前の時代から、武士の負傷は鉄砲による銃創が増えていた。

天文十二（一五四三）年、種子島に鉄砲が伝来し国産化に成功したあと、一六世紀後半には、日本の鉄砲生産地が和泉国・堺、紀伊国・根来、近江国・国見などにも広がって、量産されるようになった。

鉄砲は、九州の覇権をめぐる戦いでも勝敗を左右する。

佐賀を本拠地とした龍造寺隆信は、豊後の大友氏や薩摩の島津氏と勢力を激しく争い、九州三強の一つといわれた。劉寒吉著『竜造寺党戦記』は、隆信の義弟、鍋島直茂が平戸を拠点に私貿易をしていた中国人、王直のもとへ鉄砲を買いつけに行った話を書いている。

隆信は、いくつもの戦いに勝ちをかさねて天正十二（一五八四）年三月、島津についた有馬晴信をうつため、島原に出陣した。

この沖田畷《なわて》の戦いで、島津の軍勢には種子島氏が鉄砲組数十人を派遣している。双方とも鉄砲を駆使した戦いとなったが、二万とも三万ともいわれた龍造寺軍は、およそ一万といわれる有馬、島津連合軍の地の利をいかした作戦に破れ、隆信は首を打たれた。

島原では、この五十三年後、さらに激しい戦いが繰り広げられた。

寛永十四（一六三七）年十二月、島原藩の島原半島と、唐津藩の飛び地・天草諸島の領民が反乱を起こした。

島原の乱の原因には、年貢の厳しさと、キリスト教弾圧の二つがあげられる。

島原領主は、キリシタン大名有馬氏が日向国延岡藩に転封となったあとの松倉勝家。

天草領主は、関ヶ原の戦いで敗死したキリシタン大名小西行長のあとに領地を得た唐津藩主寺沢堅高だった。キリシタンの多かった領民と旧有馬、小西両家の浪人らが、キリシタンの少年、天草四郎時貞を総大将に一揆軍を決起した。

重い年貢とりたてと、キリシタン迫害に対する反抗である。一揆軍は、島原半島南部の原城に女子供とともに三万人以上がたてこもり、抵抗した。

原城を包囲した幕府軍は、福岡藩のほか、久留米、柳川、佐賀、熊本、延岡、小倉、中津、高田、鹿児島など諸藩からの計十二万人におよんだ。

翌年三月にわたる戦いで、筑前黒田藩と秋月、東蓮寺の両支藩の戦死者および負傷者数は、黒田家譜によると、次のように記されている。

筑前藩	戦死	二百五十七人	手負い	千七百六十八人
秋月藩	戦死	三十四人	手負い	三百五十五人
東蓮寺藩	戦死	三十七人	手負い	百七十四人

計　　戦死　三百二十八人　手負い　二千二百九十七人

「手負い」と書かれた武士は、戦場を去って帰郷した後も、しばらくは傷の治療を必要とした。原三信ら藩医たちは、負傷した二千三百人の藩士の治療を担ったことだろう。

島原の乱当時、原三信家の当主は、第四代のころだったと推定される。長崎に遊学した六代原三信元弘は正徳元（一七一一）年に亡くなっている。六代を五十代半ばと仮定すると、明暦年間（一六五五〜五八）ころの生まれとなる。ちなみに、六代と同年に没した四代藩主綱政は万治二（一六五九）年生まれの五十二歳だった。正徳四（一七一四）年に没した貝原益軒は、寛永七（一六三〇）年生まれで八十四歳の長寿であった。

世代の年齢間隔を二十数歳とすれば、五代原三信は寛永年間（一六二四〜四四）生まれ、四代は慶長年間（一五九六〜一六一四）ころの生まれと推定できる。

つまり、島原の乱（一六三七〜三八年）のころ、四代原三信は三十歳前後であっただろうとみられる。であれば、六代原三信は、四代（祖父）や、五代（父）から、島原の乱について、戦のことや、負傷して帰郷した武士たちの銃創や槍、刀傷の治療について、直接、間接に聞いていたはずである。想像の物差しをさらに伸ばせば、初代原三信が生まれたのは、種子島への鉄砲伝来や、ヴェサリウスの解剖書出版の前後となり、天文十五（一五四六）年生まれの黒田孝高と同世代の可能性がある。初代三信は、戦国時代の戦乱を経て、南蛮貿易が盛んになりキリスト教が伝わる時代に少年期をすごし、成長して藩医となったのではなかろうか。

キリスト教からの視点で博多をみる。

戦国時代の博多には、永禄元（一五五八）年、キリスト教の教会が建ち、信者もいた。フランシスコ・ザビエル（一五〇六～五二）にも会った大友義鎮（一五三〇～八七）が、ライバル大内氏の衰退にともなって博多の覇権を得たあと、南蛮船の寄港をのぞんで布教を許し、用地も提供していた。

ただ、戦国期ころの博多港は水深が浅く、大きな南蛮船には不向きだった。たびたび戦乱にまきこまれもした。

福岡藩主となった黒田長政は、ダミアンというキリスト教の洗礼名をもっていた。シメオンという洗礼名の父、孝高に勧められ、遣欧少年使節の企画者として知られる巡察使ヴァリニャーノ（一五三九～一六〇六）の洗礼を受けたとされる。（加藤知弘『バテレンと宗麟の時代』）教会は橋口町（現福岡市中央区天神）にあった。

慶長八（一六〇三）年、博多・蓮池町の妙典寺で、日本人修道士と日蓮宗の僧日忠が宗教の優劣を争う論争をした。キリスト教側が敗れたため、藩主長政が教会の土地を日忠に与え、宗論に勝って立った寺として「勝立寺」の名がついたと伝えられる。

孝高が慶長九（一六〇四）年に没すると、長政は菩提寺として千代松原（福岡市博多区）に再建していた臨済宗崇福寺に葬り、キリシタンの色が消えている。崇福寺は長政ほか四代綱政、六代継高、七代治之、九代斉隆ら歴代藩主の墓所となった。

キリスト教を禁ずる幕府の意向にしたがい、黒田家の安泰がまもられていく。

島原の乱のあと、日本は二百年以上、太平の世が続く。原三信は、世代交代を繰り返し、つつがなく医業を継いでいった。

歴代原三信の息子たちは、襲名前は、三貞、三琢、三省などと名乗っていた。

享保年間（一七一六〜三六）のころ、第七代三信はある日、息子の三琢に、桐箱から家宝を取り出して見せた。先代三信元弘が、長崎から持ち帰ったオランダ外科免状と、解剖書、外科術絵巻の三点セットである。

三信「三琢、お前に、これをきちんと伝える時が来た」

三琢「父上、さようにあらたまって、何ごとでございますか」

三信「うむ、お前にも少しずつ言うてきたことだが、元弘爺様が藩公の命を受けて、長崎に蘭方医学の修業に行かれた時のことだ。爺様は、外科免状をもろうたあとも長崎にのこって、写本をしたのが、この解剖書と絵巻だ。これに外科免状と合わせた三つが、わがやの家宝だ。じつはな、とくにこの解剖書は、一子相伝として門外不出にせんとならん理由がある。これからわしの言うことを、よう聞いとけよ」

三琢「はい」

三信「これは、見てもわかるとおり、人体の腑分けの図解と解説書だ。オランダ本の翻訳書を写したものだが、元弘爺様は、まず、人体の『経絡筋脈臓腑』のかたちがこまかく描かれていることに、驚いた。さらに驚くべきことは、実は、人体に関する耶蘇教の考え方も書かれていたらしい」

三琢「えっ、ほんとうですか」

三信「そうだ。爺様が描き写した本というのは、本木庄太夫という、偉い通詞がいて、オランダ語の原書の絵図を念入りに描き写して、神経、筋肉、血管、内臓の説明はメストルに一つひとつ聞いて、いの一番に翻訳をなしとげた。その元のオランダ本には、耶蘇教の十字架の絵や詩、宗教的な文言もいろいろと書いてあったらしい」

三琢「……」

三信「このことは、三信の跡継ぎ一人にだけ伝えよ。万が一、キリシタンの疑いがかけられるようなことになれば、藩医のお役御免ぐらいではすまん。おのれの首がとび、家のとりつぶしはおろか、家族の命もどうなるかわからんのだ。医の本分は、世の人の命を守ることにある。それは、おのずから子孫の安泰にも通じる。『医の道に励め、医業を絶やすべからず』。それが元弘爺様の教えだ」

わが子に「一子相伝」の家宝を託した七代三信は、享保十二（一七二七）年に亡くなった。これより先、享保五（一七二〇）年、八代将軍徳川吉宗は、いわゆる享保の改革で、キリスト教に関係のない漢訳洋書の輸入を解禁している。

キリスト教禁制はなお続くのだが、キリスト教の部分がなければ出版は可能であり、京都の鈴木宗云が、本木庄太夫によるレメリン解剖書の訳書をもとに『和蘭全軀内外分合図』を出版するのは安永元（一七七二）年。次いで、杉田玄白らがクルムスの書の翻訳本『解体新書』を出版するのは安永三（一七七四）年。七代三信が家宝を伝えた半世紀後のことであり、この五年後に八代三信も他界している。六代元弘は、オランダ医のメスなど外科道具も長崎から持ち帰っていたが、第二次大戦で焼失した。

ところで、現代の日本では、医師になるには、国が認可した医学部に合格し、六年間かけて学ばなければならない。そのうえで医師国家試験に合格して初めて医師免許が得られる。

そんな医師免許制度は、江戸時代にはまだできていない。

医師になりたければ医術をもつ師匠に入門して修業し、知識・技術を習得すれば、誰でも医師になることができた。また、中国医学の古典『傷寒論』などの書物を読んで薬の処方を勉強した。師匠にある程度学んだあとは、職人や芸能者と同じように、京や大坂、江戸、長崎へ遊学してキャリアを積み、自立、開業へのハクをつけた。

徒弟制度から教育機関へと変わるのは寛政三（一七九一）年、江戸幕府による初の医学校「医学館」が生まれてからのことである。

福岡藩の藩医、原三信の公式記録として現存する「延享年中分限帳」をみると、医師グループの氏名を「いろは」順で記した部分に、

「六人廿七　御城代組　外　原三信」

と書かれている。

俸禄が「六人扶持二十七石」、担当は「外科」とわかる。延享年間は、一七四四〜四七年である。

これ以降の分限帳の記載をたどると、

文化分限帳　外科　弐拾九石六人　博多西町　原三信
天保分限帳　外療科　弐拾石六人扶持　原三信
安政分限帳　外療　六人弐拾石　呉服町　原三信

と時代を追うことができる。（『福岡藩分限帳集成』）
それぞれ、原三信の何代目に該当するかといえば、次のようになりそうである。

延享年間（一七四四〜四七年）　八代
文化年間（一八〇四〜一八年）　十代
天保年間（一八三〇〜四四年）　十一代
安政年間（一八五四〜六〇年）　十二代

十九世紀半ばになると、ヨーロッパ各国によるアジアへの侵略が強まる。
長崎を通商の窓口として、鎖国を続けていた徳川幕府による太平の世も残り少くなっていく。

亀門の三傑

武家支配の世は、勤王・倒幕運動の高まりによって倒壊のときをむかえる。幕末・維新の志士たちを育てる場のひとつとして、筑前には亀井塾があった。

亀井南冥は寛保三（一七四三）年、福岡の西、姪浜（福岡市西区）の医者だった父聴因、母亀の長男として生まれた。肥前蓮池（現佐賀市）の徂徠派の学僧大潮に学び、医業を継ぐために下関、大坂で修業したあと、唐人町（福岡市早良区）で開業する。

安永七（一七七八）年、南冥は七代藩主治之に儒医として取り立てられる。

福岡藩が天明三（一七八三）年、藩校として東学問所「修猷館《しゅうゆうかん》」、西学問所「甘棠館《かんとうかん》」の両校を設置すると、南冥は甘棠館の学長となる。

修猷館は福岡城正門前、赤坂にあり、館長は貝原益軒の高弟、竹田定良であった。朱子学を説き、益軒の遺訓を守る学風は、体制派の地位を全うした。

甘棠館は福岡城の西、黒門近くの唐人町にあり、亀井塾に隣接していた。徂徠派の南冥は、門弟に自説を押しつけず、自由に政治を論じる学風を保った。

天明四（一七八四）年、博多湾の入り口にある志賀島で「漢委奴国王印」と刻した金印が発見された。鑑定を依頼された南冥は、

「中国の史書『後漢書』倭伝に、『建武中元二年（西暦五七年）に倭奴国が朝貢してきたので、光武帝が印綬（金印）を与えた』と書いてある。その金印にちがいない」

と、後漢の光武帝が授与したものと断定し、南冥の名声が高まった。

甘棠館の学問は南冥の長男、昭陽（一七七三〜一八三六）、さらにその子の暘洲（一八〇八〜七六）へと引き継がれる。豊後日田で咸宜園を開いた広瀬淡窓（一七八二〜一八五六）は、昭陽の門下生である。

その後、甘棠館は寛政十（一七九八）年の大火で消失する。藩に再建を陳情したが許されず、廃校となる。再建が認められなかった理由としては、幕府が寛政二（一七九〇）に発した「異学の禁」の影響といわれる。

老中松平定信による改革に伴う学問統制で、江戸の昌平坂学問所で朱子学以外の講義を禁じたことから、諸藩が自主規制して藩校でも足並みをそろえた。福岡藩もこれにならったかたちとなり、昭陽は私塾「亀井塾」を続けることになる。

南冥は文化十一（一八一四）年三月、原因不明の火災で自宅が焼け、焼死した。七十一歳であった。

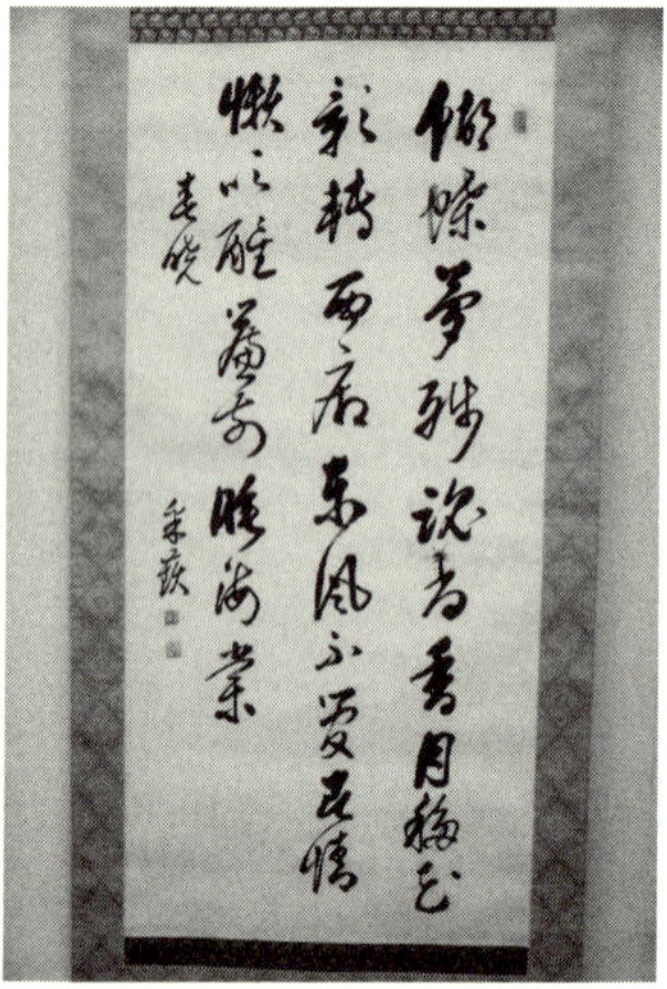

原采蘋の書「春暁」（福岡市博物館所蔵「原三信資料」）

昭陽の長女、小琹《しょうきん》（一七九八〜一八五七）と、秋月藩の儒学者だった原古処の娘、原采蘋《さいひん》（一七九八〜一八五九）、そして眼科医高場正山の娘、高場乱《おさむ》（一八三一〜九一）の女性三人は「亀門の三傑」とも称された。

小琹は詩人で絵画にも巧みであった。南冥の養子となった雷首（一七八九〜一八五一）と結婚し、「九州第一梅　今夜為君開」の詩はよく知られている。

采蘋も詩人で、男装を通し、大刀を帯びて、京、大坂、江戸へと各国を行脚して文人と交流した。長州萩を訪れたときに病をえて、客死した。

采蘋の書「春暁」を原三信が福岡市博物館に寄贈している。

この三人のうち、高場乱は同年の他の二人より三十三歳若く、小琹の弟である暘洲に学んだ。幕末、福岡藩の勤王志士たちの多くが暘洲に学んでいる。

十二代原三信と親しかった平野国臣もその一人である。

高場乱は天保二（一八三一）年、博多瓦町（現福岡市博多区祇園町）で、眼科医高場正山と坂牧スガの第六子（末子。四人は夭逝）として生まれた。同じ亀井門下の国臣より三歳年下の乱は、父による藩への願い出で帯刀を許され、采蘋と同じく男装をした。
乱は諱《いみな》を元陽といった。二十代半ばとなった安政年間、博多の人参畑（博多区博多駅前）に寺子屋風の私塾を開く。玄関には、

「めいしゃ高場正山元陽」

「高場塾」

と、家業である眼科医と塾の看板二つが掲げられた。
通称「人参畑塾」は、明治に入って「興志塾」と名を変えた。

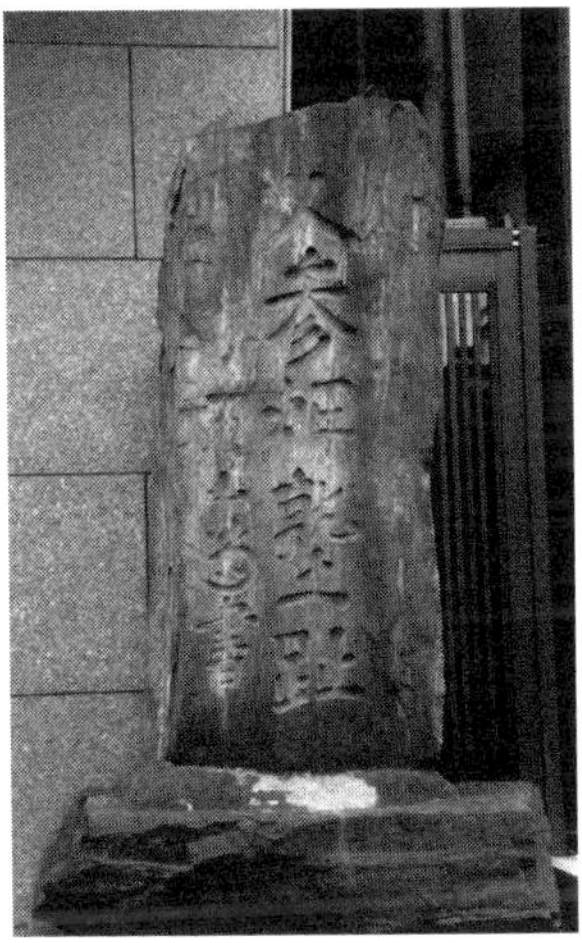

「人参畑塾跡」の石碑

ここで、武部小四郎、越智彦四郎ら「福岡の変」で命を落とした人々や、西南戦争後に設立される「玄洋社」の宮川太一郎、箱田六輔、平岡浩太郎、進藤喜平太、頭山満、奈良原至、来島恒喜らが学んでいる。

第三章　幕　末

十二代蘇仙と勤王党

愛宕山《あたごやま》（福岡市西区）は、室見川の河口左岸にある小山で、その昔、鷲尾山《わしおやま》といった。昔というのは、江戸時代前期のことで、貝原益軒が筑前の地誌をつくろうと、各地をくまなくたずね歩いた元禄のころは、まだ鷲尾山と呼ばれていた。

それを愛宕山というようになったのは、標高六二メートルの山上に愛宕神社ができてからのことである。益軒の『筑前国続風土記』は「鷲尾権現　並《ならびに》愛宕権現」の項目を立てて、こう書いてある。

「姪浜《めいのはま》浦山の上にあり。姪浜に属せり。この山を鷲尾山という。鷲尾権現古来より、この所に鎮座し玉う。今この鷲尾権現は、愛宕の社の後にある小祠なり。寛永十年、国主忠之君、国中に愛宕の社なき事を憂え玉いて、山城国愛宕権現を、ここに勧請して祭り給う」

福岡藩の第二代藩主、黒田忠之（一六〇二～五四）が山城国（現京都府）から愛宕権現をつれてきて祀ったのは、「黒田騒動」のなごりである。（柳猛直『福岡歴史探訪　西区編』）

このお家騒動は、藩主忠之が重臣の家老栗山大膳《くりやまだいぜん》（一五九一～一六五二）とうまくゆかず、寛永九（一六三二）年六月、大膳が忠之に謀反の企てがあると幕府に上訴したことからはじまった。

「右衛門佐（忠之）天下に対し叛逆を企て候ゆえ諌め候えば、却って我等を成敗すべき體にて候」

という密告である。八月、忠之は弁明のために江戸城に登城したあと、翌寛永十年三月、大膳と黒田一成（一五七一～一六五六）ら重臣らとの対決の結果、幕府は、忠之に対して事実上「無罪」の審判をした。

事実上といったのは、幕府が忠之の不行状を咎め、いったん領地を没収したうえで、関ヶ原での長政の功績を尊重するという理由で再び領地を安堵する、きわめて寛大な処分だった。

忠之にとっては、謀反など全く身におぼえのないことだったが、前年に肥後の加藤家が改易されていたことがあり、黒田家とりつぶしの危機感をもって、神仏の加護にすがろうと一心に祈った。京都に総本社のある愛宕神社がその一つだったという。

忠之に謀反の意思があるというのは偽りであるとわかったが、なぜそんな訴えをしたのかと幕府は大膳に詰問した。これに対する大膳の返答を、森鴎外は小説『栗山大膳』で次のように書いている。

「右衛門佐に逆意があると申し立てたのは、右衛門佐の自分に対する私の成敗を留めるためであった。若しあの儘に領国で成敗されたら、自分の犬死には惜しむに足らぬが、右衛門佐は御取調を受けずに領国を召し上げられたであらう。此取計は憚ながら武略の一端かと存ずる」

つまり、忠之の粗放な行状を改めてもらうために幕府の力を借りたのだという大膳の答えは、幕府の重臣をいたく感動させたのだという。

大膳は、流罪として南部盛岡藩に預けの身となったものの、百五十人扶持が与えられ、五里四方は行動の自由が許された。経済的にも社会的にもほとんど差しさわりなく終世を送っている。

大膳に対する当時の人々の評価については、こんな話もある。

播磨国赤穂藩の大石内蔵助が吉良邸討ち入りを果たしたあと、細川家に預けられたときのことである。人に忠義をほめられた内蔵助は「栗山に対して恥ずかしい。彼は主家を安泰にし、領民を安んじ、自身をもまっとうしている。自分は主家は滅亡、領土を失い、自身をも亡ぼした」と答えたそうだ。

この黒田騒動は、嘉永五（一八五二）年に江戸中村座で「御伽譚博多新織《おとぎばなしはかたのいまおり》」として歌舞伎になり、明治八（一八七五）年には河竹黙阿弥が改作して「筑紫巷談波白縫《ちくしこうだんなみしらぬい》」として東京新富座にかけたほか、たびたび映画化もされている。

いま、愛宕神社への往き帰りには男坂、女道と二つの道筋がある。男坂は階段が急で健脚向け、女道は勾配がなだらかな優しい道である。

愛宕山から北を見下ろすと、玄界灘を望む。今では、ショッピングセンターや住宅街が広がるあたりに、日本海軍に燃料の石炭を供給した、姪浜炭鉱があったことを知る人は少なくなった。ボタ山を崩して海を埋め立てる前、姪浜炭鉱が最盛期だった明治のころ、ふもとの室見川の近くに、原病院の分院があった時期もある。

その炭鉱の煙突もボタ山もまだ姿をあらわしていなかった安政三（一八五六）年二月、若い男女が坂を登って愛宕宮に詣で、願を立てた。夫婦になってまだ月日の浅い十二代原三信（蘇仙）と妻アサの二人だった。

蘇仙は天保七（一八三六）年生まれ。六歳のときに父を亡くし、三信を襲名しているが、まだ幼かったため、医業の実務は縁者に託していた。成長して医業の実権を受け継ぎつつ、十九歳となる安政二年には、母も逝った。代々藩医として出仕して禄を得てきた家を支え、家業を存続させる責任をいよいよ感じていた。

決意を胸に秘めて神社に願を立てたのは、三信二十歳、アサは二つ下の一八歳の春であった。

このときの立願文が残されている。

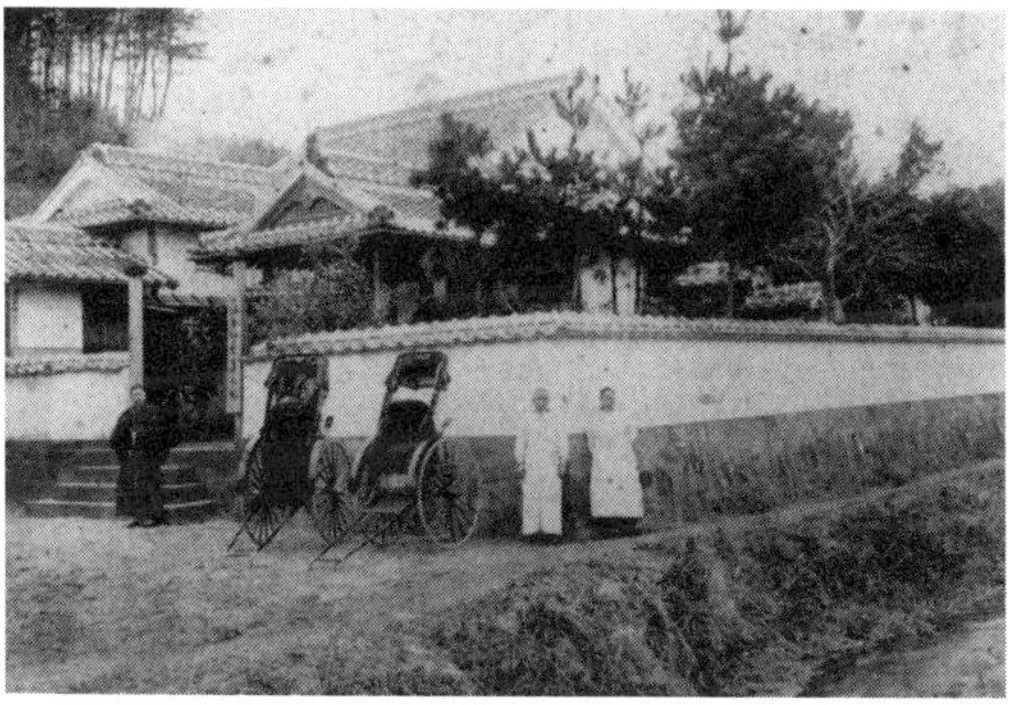

原病院愛宕分院と十三代原三信（左）

立願文
愛宕宮　広前
当辰三月より来る申歳十二月迄毎月廿四日、
一日糀物相慎むべく申す事なり、
且つ毎月月参
右相背くにおいては神罰を蒙るべき者なり、
身分相慎の為仍て願文件の如し
戌歳女
申歳男
安政三年
辰二月

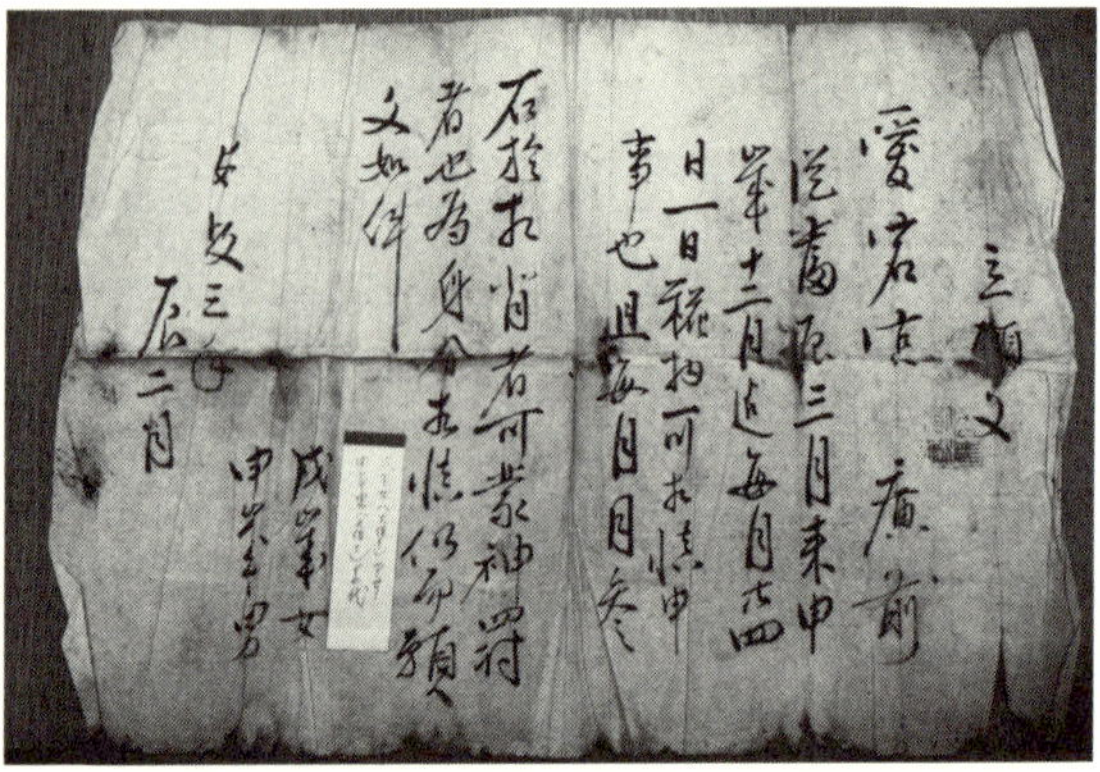

立願文（福岡市博物館所蔵「原三信資料」）

内容は、辰年の今年三月から、四年後の申年十二月まで、毎月二十四日に糀物を慎むこと、かつ毎月お参りをすること、とある。

「糀物」は酒の隠語である。月に一度の禁酒だから、よほどの酒好きだったものと想像される。期間も四年十ヶ月と長い。

夫婦そろっての相当の決意をもった誓いである。

和紙の折り目や周囲が切れたり破けたりした左下に、「戌年女（天保9）アサ、申年男（天保7）十二代」とボールペンで朱色の注を書きつけた付箋は、後年、平成になって古文書その他を福岡市博物館に寄贈する前、整理したときにつけられたものである。

十二代三信の跡取り息子（崎次郎）が誕生するのは、これから七年後の文久三年のことで、三信を襲名させるときに自分は蘇仙と改名している。

住まいは、はじめ博多の西町にあった。蘇仙が医師として独立したころ、土地家屋を処分し、海岸に近い市小路浜（現博多区大博町）に移った。

博多の海岸一帯は、天正年間の太閤町割以来、「〇町浜」とよばれた。石堂川に面した東の竪町浜から西へ順番に、金屋町浜、浜口町浜、鏡町浜、市小路浜、萱堂浜、西町浜、芥屋町浜、西方寺浜と続き、これを総称して大浜といった。

新しい家に入り、十二代三信が心機一転して医業にとり組んでいたこの頃、世の中はどんどん騒がしくなってきた。

「昨日勤王　明日は佐幕」と西条八十作詞の歌が広まるのは昭和はじめのことだが、幕末の福岡藩の藩論は、勤王か佐幕かで、振れ幅も大きくゆれ動いた。その激動の波は、三信の身辺にも押し寄せている。

嘉永六（一八五三）年六月、アメリカ東インド艦隊のペリー提督が黒船を率いて浦賀沖に入り、開国通商を求めた。翌七月にはロシアのプチャーチンがやはり開国通商を求めて長崎に来航した。

翌安政元（一八五四）年、幕府が日米和親条約を結んだ後、日米修好通商条約の締結に向けての交渉が続く中で、国内には攘夷論がまきおこる。朝廷は条約締結に反対し、日本国中で論議が沸騰した。天皇の勅許がないまま通商条約締結を決めた幕府の大老・井伊直弼が批判勢力の一掃に走る「安政の大獄」が間もなく断行されようというころになっていた。

「入定寺に行ってくる」

安政四（一八五七）年正月、十二代三信は、新妻のアサに声をかけて家を出た。市小路浜の家から浜に平行する通りを東へ歩き、竪町通りへと右折して南へすすむ。唐津街道の筋を横切り、両側にいくつもの寺が並ぶ通りを歩くと、ほどなく左手に入定寺がある。

石堂川の左岸は寺院が延々と連なり、東方に対して博多の町を包む形になっている。戦国の世が終わり、筑前の新たな領主となった黒田長政の国造りでこうなった。

河口に近い石堂橋のたもとから川下に向けては海元寺、正定寺、川上へは一行寺、本長寺、妙典寺、法性寺、本岳寺、入定寺から西門橋の通りを越えて西教寺、聖福寺、妙楽寺、承天寺、禅光寺に至る。

石堂橋は、藩主が参勤交代で渡るメーンストリートに架かっており、この橋から東国方面からの旅人が博多の町に入ると、豪商神谷宗湛の屋敷を沿道に見る。入定寺はそれより川上で、やや簡素なこしらえの西門橋のたもとに近い。

この日、薩摩藩士の北條右門（木村仲之丞の変名）が入定寺の一室を借りて梅田雲浜を招き、小宴をもった。その席に平野国臣のほか、医師の原田梅洞、目明《めあかし》高橋平右衛門、織物商の帯屋治平という人たちがいた。

梅田雲浜（一八一五～五九、源次郎）は小浜藩士の儒学者である。勤王の志士たちのリーダー

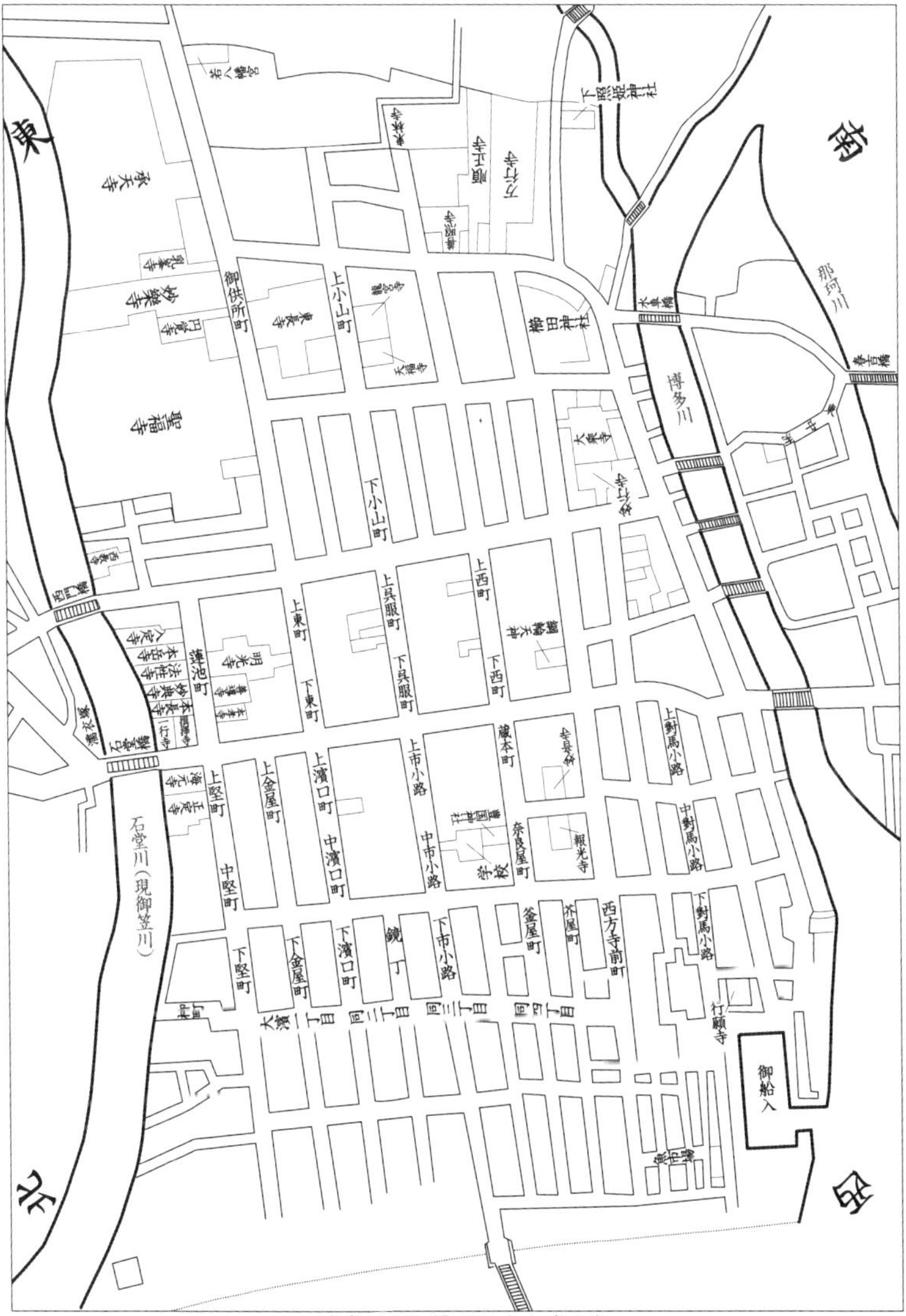
東
南
西
北
承天寺
妙楽寺
円覚寺
聖福寺
御供所町
東長寺
上小山町
下小山町
櫛田神社
博多川
那珂川
上東町
下東町
上呉服町
下呉服町
上西町
下西町
明光寺
入定寺
本岳寺
法性寺
妙典寺
本長寺
一行寺
上市小路
中市小路
下市小路
蔵本町
奈良屋町
報光寺
上濱口町
中濱口町
下濱口町
上金屋町
下金屋町
上竪町
中竪町
下竪町
海元寺
正定寺
石堂川（現御笠川）
鏡丁
釜屋町
芥屋町
西方寺前町
上對馬小路
中對馬小路
下對馬小路
行願寺
御船入
大濱一丁目
二丁目
三丁目
四丁目

博多略図（「石城志」参照）

で、のちに安政の大獄では真っ先に捕縛され、獄死することになる。

集まった顔ぶれは、雲浜が最年長の四十二歳、ついで北條三十五歳、治平三十四歳。国臣は、二十一歳の三信より八歳年長の二十九歳であった。

三信は、勤王の志士として活躍した国臣と交流があった。和歌をよくした国臣は、三信の息子の八朔祝いに訪れ、短冊もしたためた。三信宅に寝泊まりし、「呉竹園」と称した庭の泉水に泳ぐ金魚を指さし、追われの身にたとえて語ったこともあったという。

国臣は文政十一（一八二八）年生まれ、福岡藩普請方として太宰府天満宮楼門の修理にあたった後、江戸藩邸、長崎勤めをへて二十八歳で藩の役所を退職して無禄の浪人となった。公武合体による幕政改革に奔走していたころの薩摩の西郷隆盛、大久保利通らに倒幕論を唱え、尊王倒幕運動に身を投じていく。

北條右門は、鹿児島藩士木村仲之丞で、島津斉彬擁立のお家騒動にかかわり、筑前にのがれて藩主、黒田長溥にかくまわれていた。長溥は、薩摩の第八代藩主島津重豪《しげひで》（一七四五〜一八三三）の九男で、重豪の曽孫である斉彬（九代藩主斉宣の孫。十代藩主斉興の長男）からみれば、二歳年下の大叔父にあたる。

北條と梅田の縁は、薩摩のお家騒動で斉彬擁立の領袖の一人として自害した家老山田一郎左衛門が、かつて藩の京都屋敷留守居役だったときに、梅田の父百助が山田家に仕え、梅田も父に従い出入りしていた。また、北條にとって山田は、歌道の師であり、斉彬擁立の同志であった。

国臣と北條が知り合ったのは、嘉永四（一八五一）年、国臣は普請力の職務で宗像郡の大島に赴任し、宗像大社中津宮の営繕にあたったときである。たまたま、琉球の貢物を大坂に運んだ薩摩の藩船が帰航の途中、大島近海で強風に遭い、大島の港にしばらく留まったことがある。その船中に北條の知る者がいて、北條が会おうとしたため、国臣がつきそった。国臣を逸材と見込んで勤王の道を説いた北條は、翌嘉永五（一八五二）年、原三信の世話で大浜に住居を移していた。

入定寺の一室で開いた小宴で、北條は梅田に、集まった一同を紹介し、時の情勢を語り合う場ともなった。

安政五（一八五八）年六月、幕府は賛否の議論紛々だったアメリカとの通商条約を天皇の勅許の無いまま締結し、発表した。翌七月には第十三代将軍徳川家定死去、薩摩藩主島津斉彬死去という事態にいたる。

孝明天皇は八月、条約調印に抗議し、諸藩の衆議を尽くすべしとの勅諚《ちょくじょう》を幕府に下した。その直前に、水戸藩にも勅諚を内密に伝え、諸藩にも勅諚を回すように命じた。これに対し、幕府は回達を禁じる一方、九月、批判勢力の一掃をはかる「安政の大獄」を断行する。

幕府の追っ手から逃れて博多にたどりついた僧月照が、北條の家にたどり着いたのは十月三

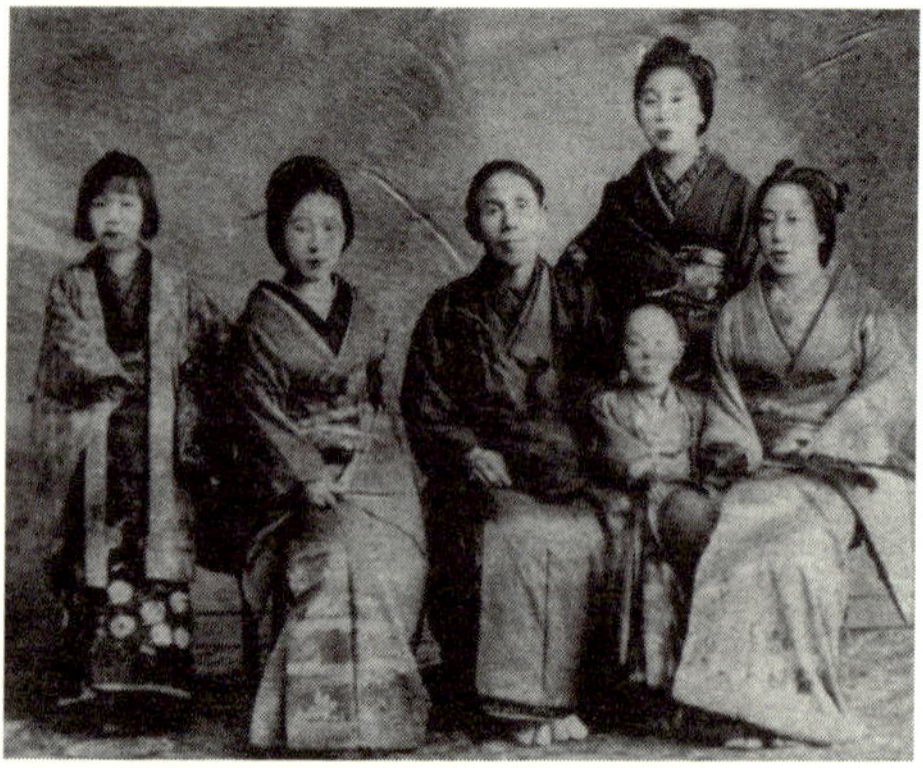
十二代三信・蘇仙（中央）

日の明け方だった。

三信はその朝早く起きて湯に行こうと、手ぬぐいをぶら下げて北條の家の前を通りかかると、入り口の路地の左側に見慣れない両掛《りょうがけ》（棒の両端に箱をかけた行李《こうり》）が置いてあった。家の中をのぞくと入り口の右側に下男風の若者が、泥でよごれたままの足をなげだしてグーグーといびきをかいて寝込んでいた。

「おはようございます」

三信が奥に声をかけると、北條が眠そうな声で答えた。

「京から、けさ帰り着きもした」

北條は、西郷吉之助と相談し、月照を鹿児島まで連れて行って保護しようと薩摩藩士の海江田信義とともに博多にたどりついたところだった。北條は薩摩を脱藩してきた身なので、国臣がこの先の護送を引き受ける。

月照は、天保六（一八三五）年、二十六歳の夏、叔父の蔵海を継いで京都清水寺成就院の住職となった。皇室関係の法会読経に携わるようになり、安政元年には住職を弟の信海に譲った。青蓮院尊融法親王（後の久邇宮朝彦親王）や近衛左大臣忠熙《ただひろ》に接し、天皇に拝する機会も得ていく。世の中に、尊王攘夷論が高まるころとなって、朝廷での法事をつとめつつ、梅田源次郎、頼三樹三郎らの志士、水戸の鵜飼吉左衛門、薩摩の西郷吉之助とも交流がうまれる。こうして月照は、孝明天皇に近かった青蓮院宮、近衛、三條實美らの信任を得て、朝廷と諸侯、勤王の志士のなかだちの活動をすることになる。

京都所司代酒井若狭守が梅田源次郎を捕縛し、「安政の大獄」が始まると、当然のように月照も追及の対象となった。このため、心配した近衛忠熙が、西郷に月照の保護を依頼したのだった。

国臣は苦労のすえに月照を薩摩に送り届けるが、斉彬亡き後の薩摩は、月照をかくまう状況に無かった。悲観した月照は、日向に向けて錦江湾をゆく船から、入水自殺を遂げる。保護をはたせず無念の思いを抱いた西郷も、月照とともに海中に身を投げたが、西郷だけかろうじて一命をとりとめた。

国臣は、月照筑紫下りの今様歌をつくっている。

花の都も秋は猶　　夕淋ひしき風情なり
名に流れたる清水や　　落ち来る滝の乙羽山
木の葉色づく折柄に　　ちるや紅葉の散々に

みだれ行く世の難波江や　蘆のさわりは繁けれど
猶ほ世の為に身をつくし　つくさんとてや筑紫潟
波かけの岸のなみならぬ　誓はいつも深みどり
色もかはらぬ青柳の　駅路こえて香椎潟
たゝ良の橋を打わたり　千代の松原千代八千代
萬代かけて君が代を　千本の松によそへつゝ
神にあゆみを箱崎の　社にかけし四の文字
筆のあるじをよく問へは　延喜の帝かしこくも
御手をくだしましませり　こゝも昔は石畳
畳かさねて白波の　よせし昔を忘れじと
恨みうらわの木綿襷　かけて嘆くもあはれなり
濡衣塚のぬれきぬも　その身に着たる心地せん
やがて博多の仮住居　こゝも波風騒がしく
また行方は薩摩潟　沖の小嶋にあらねども
心細さを都にて　誰かあはれと思ふらん
たよる心は筑紫人　一人の外にうちあけて

語らふ友も波路経て　野間のせきやの関守に
せきとめられて又ふねに　乗れともそれとよるかたも
なみにゆられて行先は　黒の瀬戸てふ名も憂しや
今は鹿児島籠の鳥　翼ちゞめて潜みしが
また木枯に驚きて　日向をさして船出しつ
霜ふる月の望の夜の　鳥の初音と諸共に
啼く音をしのび波風の　危きなかを漕ぎわたる
こゝに一人の薩摩人　いかなる縁しさきの世の
契やふかき御船沖　傾く月ともろともに
照りかゞやきて曇りなき　身も大君の為にとて
やがて波間に入ぬるを　神ならぬ身のかなしさは
乗合人も船人も　かひの雫の露ほども
さりとは知らず白浪の　立騒げども甲斐ぞなき
はや東雲の明烏　啼くより外はなかりけり
（春山育次郎『平野國臣傳』）

この後、安政七（一八六〇、万延元）年三月三日、井伊大老が江戸城桜田門外で水戸、薩摩両藩の脱藩浪士に殺害された。月照の逃亡を助けた国臣は、幕府と福岡藩の両方から追われる身となる。月照の死を京都に報告した後、「倒幕論」の建白書をもって薩摩に入り、勤王の同志としての保護を期待して伊集院で数日待ったが、城下に入ることは歓迎されず、大久保一蔵（利通）らに肥後境まで送られた。

斉彬の急死から間もない当時の薩摩は、まだ「公武一和」に藩論を整えようとしており、国臣の「倒幕論」は先を行きすぎていたのである。

国臣は、このころの無念の思いを和歌に詠んだ。

わが胸の燃ゆる思にくらぶれば
　　煙はうすし桜島山

国臣は、文久二（一八六二）年、島津久光の上京に際して、黒田長溥の参勤の行列を筑前に引き返させることに成功するものの、結局、藩の獄に入れられてしまう。幸いに、国臣の勤王の志と活動を評価していた朝廷による恩赦の勧告により、翌三月に禁固を解かれる。

獄中にあったときに国臣をはげましてくれた野村望東尼（一八〇六〜六七）と和歌のやりと

りをしたあと、藩命で京都にいたる。しかし、尊王攘夷派が挙兵した「生野義挙」に参加して敗れ、捕らえられる。ついに元治元（一八六四）年、京都の六角監房に囚われているときに禁門の変が起こり、破獄をおそれられて処刑された。

義挙に加わる前に国臣が郷里に出した永訣状[*1]が、福岡市博物館「原三信資料」の中にある。文面は、現代文に意訳すると、つぎのようになっている。

わたくし、先月二十日、京を発ち但州（兵庫県北西部）へ赴きました。すると、京の奉行所から同心など十名ほどが探索に入り込んでいるとの知らせを受けたので、三十日の夜、但州を発ち山越えの道を通って播州（兵庫県南西部）に出て、それから三田尻（山口県防府市）に馳せ下りました。

すでに作戦は決まっています。こちらでは三条公をはじめ御脱走の七卿の馬を拝借するため急いで山口へ来ました。増田弾正、清水清太郎らとも出会いました。

もはや、これらの準備もおおよそ整ったので、すぐに但馬へ帰り義兵を挙げて大和の応援をし、天下の大挙をうながすつもりです。

これまで、ながいこと従者として連れてきた熊蔵は、国もとにかえします。いろいろと心をそえてくれましたが、大事の場にのぞんでは危険にもなるし、親父さんも心配でしょうから。

いままでのわたくしの東奔西走について、くわしいことは、熊蔵にきいてください。

もはや、ここにいたって、天朝の御ために一命をなげうつからには、再びお目にかかることはできそうにありません。

万一、天運が強かったならば、采配をとるすがたでお会いしましょう。

ただただ、正しく堂々と天下後世にわが名をかがやかせると思ってください。

これまで長年のわがまま、不孝の罪山々おゆるしくださいますように。

このあとのことは、ご期待にそう結果をごらんにいれましょう。

恐惶敬白
十月一日　　平野次郎国臣
尊大人様　　膝下
国臣は、京に出発したときに、従者として熊蔵を連れて行ったが、義兵を挙げることになり、足手まといになると考えて暇を出した。

「正しく堂々と天下後世にわが名を輝かせる」

と、死を覚悟して書き送っている。

文中、「不孝」「膝下」の用語からは、自分の親に宛てた手紙のようにみえる。国臣は郷里に帰る熊蔵に、父親や野村望東尼、友人たちへの手紙を託している。そうした手紙の冒頭には、発信地として「三田尻」（山口県防府市）の地名が入っているが、この永訣状には見られない。

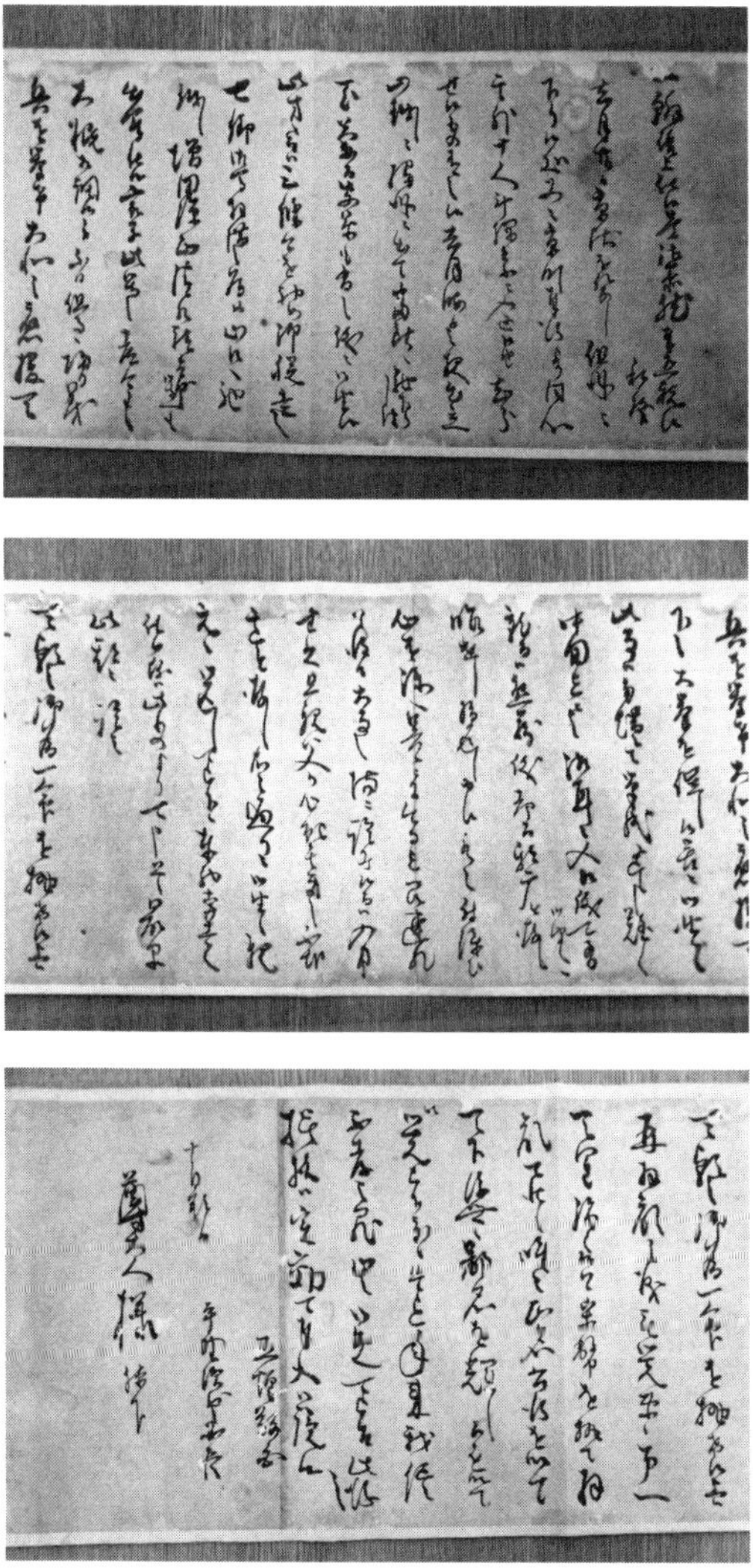

永訣状（福岡市博物館所蔵「原三信資料」）

父親にあてたとみられる手紙が別に現存しており、内容や表現がほとんど共通していることから、その手紙を書き写したのかもしれない。

幕末から明治初年にかけて、時勢に乗り遅れたと、博多の人々は感じている。有為な人材は少なくなかったが運に味方されなかった、と。三十五歳で切腹した福岡藩の家老、加藤司書もその一人である。

司書は嘉永六（一八五三）年、長崎にロシア艦隊が入港したときは、長崎に赴き対応にあたった。艦長は、燃料炭と水を要求し、開国と貿易を幕府に伝えるよう求めた。

司書は答えた。

「鎖国は日本の国策なり。これを破るは至難中の難事である。かつこの長崎は日本にても南に位せし僻遠の地、これより江戸まで早馬を以てしても、その返事を得んには十日二十日の短時日ではできぬ。その辺の意のある処は、やがて藩公にこれを伝達し、さらに将軍に伝えん。しかし便々とその返事を待たんより後日の来訪に譲って一先ず引きあげられよ。よし、水はこれを与うるとも貴艦の将士は一歩たりとも我王土に上陸は許さず」（司書会編『加藤司書伝』）

元治元（一八六四）年七月、禁門の変で、幕府が長州征伐軍を編成したとき、司書は、藩主長溥の命で月成権太夫と藩兵五百をひきいて上洛に向かい、征長軍の集結した広島で解兵を論じた。総督徳川慶勝は撤退を決める。
解兵成功の代わりに、筑前太宰府に、三条実美、東久世通禧、錦小路頼徳、三条西季知、壬生基修の五卿をひきとることになる。このとき、広島で司書（徳成）がつくった今様歌がある。

皇御国《すめらみくに》の武士《もののふ》は　いかなる事をか勤むべき
只身にもてる赤心《まごころ》を　君と親とに尽すまで
徳成

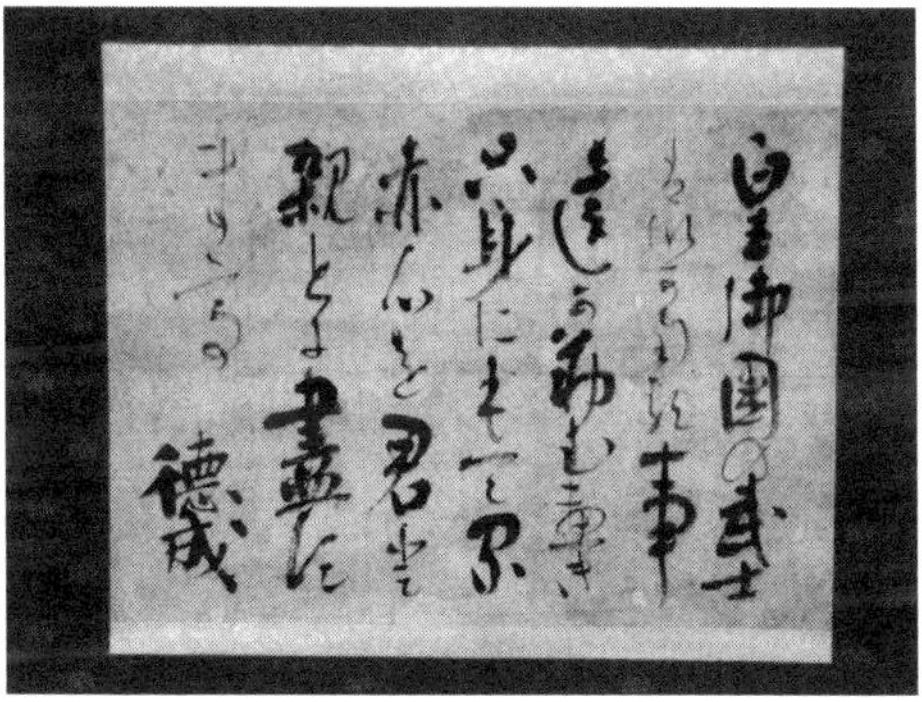
「皇御国の武士」（福岡市博物館所蔵「原三信資料」）

五卿は明けて慶応元（一八六五）年二月、太宰府に着き、加藤司書は家老となる。
ところが六月、造営中の「犬鳴山別館」について、勤王派の陰謀があるとされた。
「藩主長溥公を幽閉し、世子慶賀を擁立して、藩論の統一をはかる」
そんな計画を衣斐茂記が、重臣黒田播磨の女婿、黒田大和にもらしたとされる。

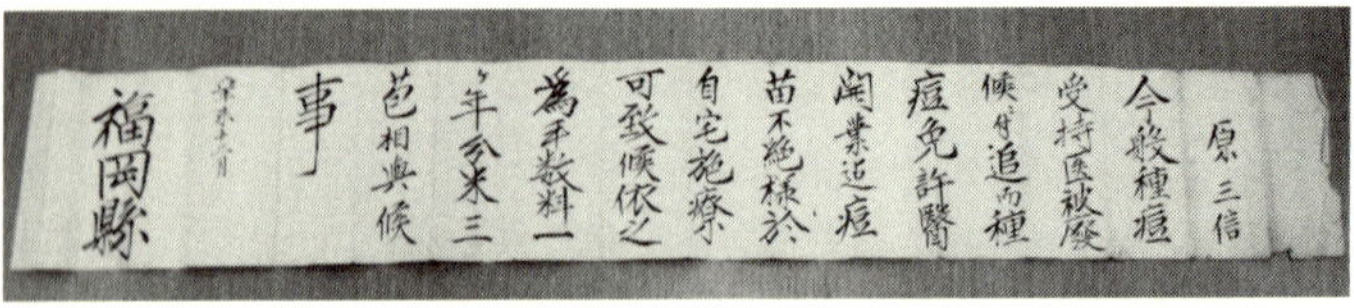
原　三信
今般種痘
受持医被仰
候付追而種
痘免許醫
閑業迄痘
苗不絶様於
自宅施療
可致候依之
為手数料一
ヶ年玄米三
苞相與候
事
福岡縣

種痘に関する福岡県からの書付（福岡市博物館所蔵「原三信資料」）

百数十人が捕らえられ、加藤司書、建部武彦ら七人が切腹、月形洗蔵ら十四人が斬首、野村望東尼ら十五人が流刑となった。冤罪ともいわれる「乙丑《いっちゅう》の獄」である。

加藤司書は文政十三（一八三〇）年五月五日生まれ。祖先の加藤重徳は、摂津国荒木村重の家臣で、黒田孝高が村重の有岡城の土牢に入れられたとき、孝高の家臣・栗山善助利安（栗山大膳利章の父）が、孝高にひそかに衣食を渡すのを助け、城攻めのときには、利安とともに土牢を破って孝高を救出した。

孝高は恩義に報い、重徳の次男を養育して黒田三左衛門一成と名乗らせ、三奈木（福岡県朝倉市）に一万六千石を与える。

一成の兄吉成も、三奈木で別に家を起こした。この子孫が司書である。

切腹の夜、司書の乗る籠は、赤坂門前の預け先であった隅田清左衛門邸を出た。前後を数十人の足軽鉄砲組に警備され、薬院門を出ると、龍華院土手をへて春吉松屋橋を渡り、水車橋も渡って、小山町の天福寺に着いた。

籠を降りた司書は、本堂前の仮屋に座し、介錯を受けた。

町は戸を閉ざし、中には仏壇に灯明を上げて冥福を祈る人、道に土下座して涙し、手を合わせて拝む人々も多かった。

天福寺は、原三信宅のあった西町とは三百メートルほどの距離である。

平野国臣や北條右門らのために動いた原三信は、勤王党への弾圧が広がるなかで、あるいは獄中に入ったかもしれない。幕末の激動が、一家に苦難の道を歩ませたこともありうるが、医業を全うすることできりぬけていく。

やがて、明治元年を迎え、三信は三十二歳になった。

明治四（一八七一）年暮れ、福岡県は原三信に種痘に関する業務を命じた。その書付が発行されている。種痘苗を絶やさないで自宅で施療をするよう、手数料一年分として米三俵を与えるという内容である。

こうして原三信は、明治維新の変革期に、代々受けついだ医業をおしすすめていく。

「鉄翁」の瓢箪

十二代三信・蘇仙が愛蔵した、古い瓢箪がある。

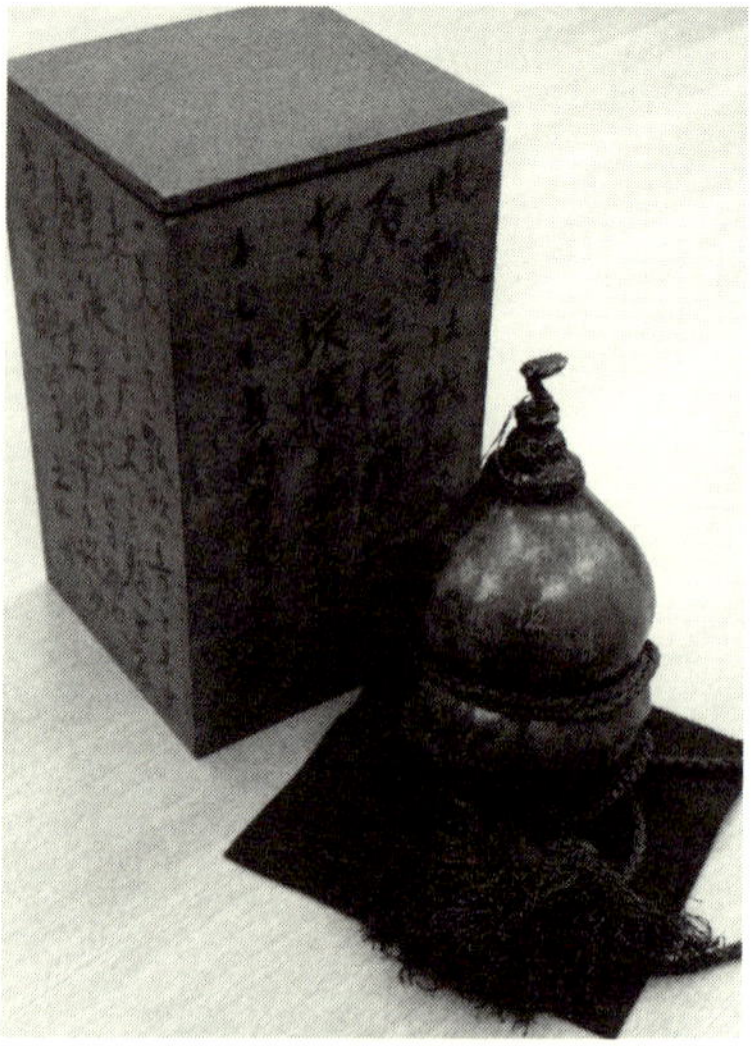

瓢箪と内箱（福岡市博物館所蔵「原三信資料」）

高さ二十センチほどで、ずんぐりとした格好をしている。もとは墨絵も描かれていたようだが、表面の塗料や墨文字があちこちはげ落ちていて、長い歳月を刻みこんだ独特の風情がある。

昭和二十年六月十九日の福岡大空襲で、博多の町が灰燼に帰したときも、あやうく消失を免れた。

瓢箪を納めた木箱は、四方の各面に、文人学者たちが贈った賛辞がつづられ、紫色の細紐で十文字にくくられている。紐をほどいて上ぶたを開けると、内側にまた焦げ茶色の木箱が現れ、詩文帳も収まっている。二重箱の内箱の四面には、原三信（信彦）が、珍品たる由来を黒々と墨書している。

「此瓢は我祖父十二代原三信翁が終世愛玩措かざりしものにして　当時の学者文人　一見して瓢形の奇と其由来する歴史とに魅せられ垂涎万丈せる物也　為に王治本を始め当時の碩学　之

れが為に賛辞を呈す　翁常に傲語して曰く　此の瓢蓋し鎮西の尤也と（以下略）
第十四代原三信記」

黒光りのする蔓を頭につけ、ずんぐりとした瓢箪の腰のくびれには、紫色の房のついた紐が巻きつけてある。胴の曲面の周りには、いくつかのかたまりに文字が書かれている。

文字は、まるごとか、一部分か、はげ落ちたところがあり、判読の難しいところが多い。

まず、金色の大きめの文字は、

汲泉寿
雲波
観山樵者

「観山樵者」は中国清代の画家、徐雨亭の雅号である。

次の黒い文字の三行は、ところどころはげ落ちていて、部分的にしかわからない。

乙丑□

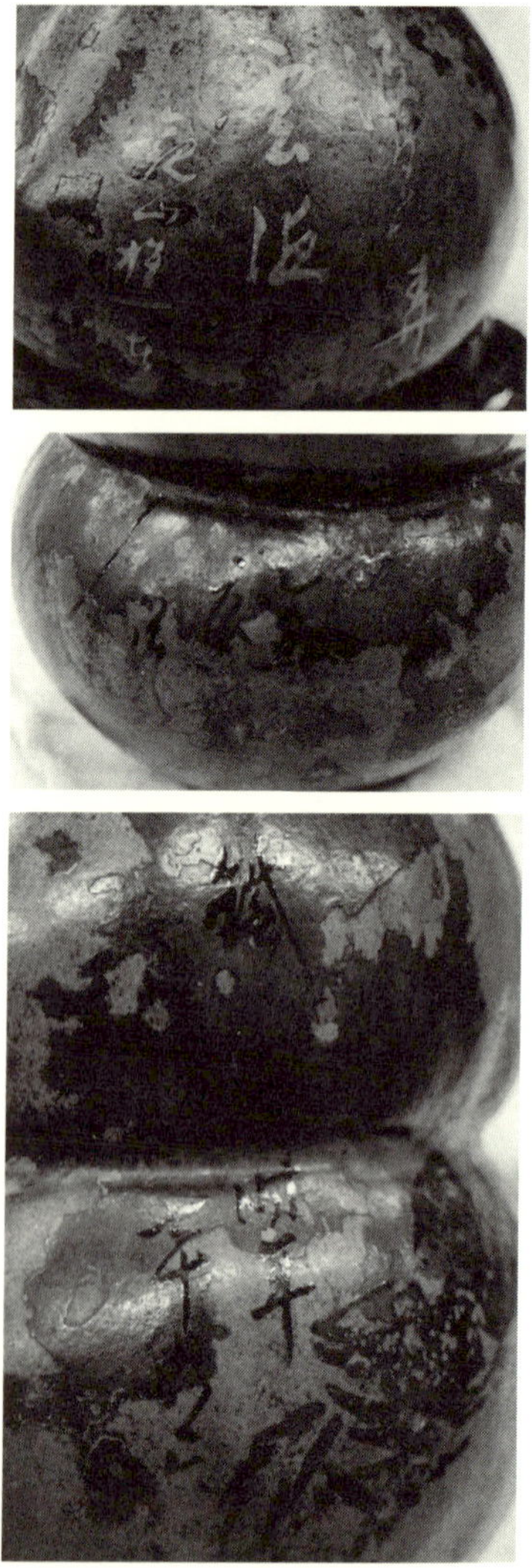

文字が書かれた瓢箪（いずれも部分）

夏□
　送言

そして、別の人名と年齢を記したらしき文字がみえる。

鐵翁　時歳　七十有六

文字の右下には、植物の葉のようなものも見える。

「乙丑」は干支だが、いつのことだろうか。

六十年ごとにめぐってくる「乙丑」の年は、江戸時代以降、七回ある。

寛永二（一六二五）年
貞享二（一六八五）年
延享二（一七四五）年
文化二（一八〇五）年
慶応元（一八六五）年
大正十四（一九二五）年
昭和六十（一九八五）年

瓢箪の乙丑は、おそらく幕末の慶応元年であろう。

そして、「鉄翁」という号をもつ長崎の画僧が、慶応二年に「七十六歳」になっている。

長崎南画三筆に数えられた禅僧「鉄翁」の名を知る蘇仙は、太宰府に住む南画家の吉嗣拝山（一八四六〜一九一五）と親交があった。

手紙のやりとりもしていた二人は、瓢箪を前にしてこんな会話を交わしたのではないだろうか。

三信「拝山さんは、鉄翁をご存知でしょう」

拝山「私はかつて、鉄翁が、仏理をもって画理を悟ったと聞いたことがあります。煌園さんから鉄翁の画を見せてもろうて、批評を頼まれたこともあります」

拝山は、弘化三（一八四六）年、筑前太宰府生まれ。雅号「拝山」は天拝山（標高二五八メートル）からとった。

ちなみに天拝山の山名は、菅原道真が幾度も登頂して天を拝したという伝記に由来する。町絵師梅仙の長男で、本名を達太郎といった拝山は、十三歳の時から、太宰府にある六度寺の宿坊で働いた。やがて、学を志して日田にあった広瀬淡窓の咸宜園《かんぎえん》に入門する。学び終えて慶応三（一八六七）年に帰郷したが、「五卿落ち」で騒がしい太宰府を離れ、京都の中西耕石の門人となって画を学んだ。

維新の後は、政府の書生に応募して備中倉敷県の役人となった。拝山にとって不幸なできごとは、明治四（一八七一）年、太政官記録編輯局に通勤中、暴風雨で倒れた家屋の下敷きとなって重傷を負い、右腕を切断したことである。

ここで一念発起し、南画の道を歩む決断をして、職を辞し、諸国を漫遊した。

左手で書画を成し、自身の右腕の骨でつくった筆を携え、三十一歳のとき中国に遊学し、文人、偉人と交流して詩書画を研鑽した。「左手拝山」とも称した。

拝山による鉄翁に関するうんちくを続けよう。

「三信さんもご存知の煌園老人は鉄翁の門人でしてな、画を嗜みまた仏を信じておった。そういうことでしたから、翁は、画を一枚成すたびに仏の妙理を説きましたから、煌園老人の技はますます上がって、仏の念もいよいよ深まったそうです」

「鉄翁」は、臨済宗華嶽山春徳寺（長崎市夫婦川町）の第十四代住職鉄翁禅師のことである。

鉄翁は寛政三（一七九一）年、長崎で生まれた。父は日高勘左衛門。嘉永三（一八五〇）年に住持を隠退。明治四（一八七一）年、八十一歳で亡くなった。

また、煌園（一八二七～九六）は、筑前山鹿（現福岡県芦屋町山鹿）の陶商「吉野屋」の三代目倉野儀兵衛義寿（儀七郎）のことである。これから先は、鉄翁と煌園の関係を詳しく調べた前田淑著「『鉄翁画談』と倉野煌園」（一九八二年）を引用しながら、話を進める。

江戸期に活躍した芦屋・山鹿の陶商たちは、伊万里焼（有田焼）を扱い、「筑前焼」といって上方、東海、江戸、松前と、ほとんど全国にわたって売りさばいていた。

陶器を国の産物に指定した佐賀藩は、大坂蔵屋敷に京坂、紀州の商人を集めて入札させ、伊万里の市場で取引をさせた。諸国の商人による廻船は、伊万里港から呼子、芦屋、下関から瀬戸内海をぬけて大坂に着き、さらに紀伊半島を回って江戸に入った。この南海路に対して、伊万里から石見、松江、越後、酒田、青森、松前と日本海側を回る北海路もあった。

煌園は文政十年生まれ。商用の旅先である美濃・大垣で発病して没した先代儀兵衛(一八〇八~五四)の長男として生まれた。陶器商人にとっては、陶磁器に描かれる画への審美眼も必要である。少年のころから、父や番頭たちについて長崎を旅した煌園は、鉄翁を慕うようになり、ついには門人となった。鉄翁が亡くなった後、その画法、極意を伝えようと『鉄翁画談』を明治十八(一八八五)年に出版、翌年には『鉄翁画譜』を出版している。

『鉄翁画談』の中で、鉄翁の人となりをあらわす逸話が紹介されているので、文語体の文章を現代風にかえて引用する。

ある日、久留米藩の武士が画を学びたいといって、春徳寺を訪れた。武士は画家ではないが、藩侯が鉄翁の名望を慕っていて、絵を学ぶように命じられたという。応対する門人に何度も面会を申し込んだが、鉄翁は、老齢や病気を理由にしてなかなか会おうとしない。ある日、武士は、門の外から鉄翁の姿を見つけたので、さっそく面会を申し込んだ。それでも断られたので、詩文一章を門人にわたして批評をたのんだ。

これにも鉄翁は「無学なので、詩歌俳諧はひとつもわかりません」と拒んだ。

とうとう武士は怒り、刀に手をかけ、門人をにらみつけて言った。

「僕は、禅師の高徳を慕ってはるばる長崎まできて、すでに数回訪ねた。きょうは体の異常もないのに、わけもなく面会を拒むのはなぜか」

武士の剣幕に、年若いこの門人は驚いて、中継ぎを煌園にバトンタッチした。

煌園から話を聞いた鉄翁は、顔色を少しも変えずに言った。

「わたしが断っているのはほかでもない。今や天下が騒がしい。幕府の徳はうすく政治が衰え、浪士が各地に決起しようとしている。諸藩は軍備を整え、兵を鍛えている。だから学問を自任する者でも、剣を学び武芸に取り組むべきときではありませんか。武士たる者は節義を重んじ、主君に奉じなければならない。ところが彼はこれをせず、画門に入ろうとしている。こんな人物に会いたくはない。一歩譲って画を学ぶことを認めるにしても、なぜ梅林寺（久留米にある）に紹介させて来んのか。梅林寺はわが宗派の門頭であり、藩侯もよう知っている。彼がこの条理がわからんで、斬るというなら、彼のするようにさせよう。我の首は得ても、我の蘭は得られない」

煌園からそう聞いた武士は、すっかりしょげかえり、しばらくして言った。

「僕が、まちがっていました。禅師にあわす顔がありません」

それから、煌園と門人とに画を譲ってもらい、それに詩でこたえて、粗暴な振る舞いを深くわびて立ち去っていった。

鉄翁の胆力の一端を伝える話である。

鉄翁のいうように、幕末の殺伐とした空気の中で、福岡藩では慶応元（一八六五）年、家老の加藤司書らが切腹を命じられる「乙丑の獄」が起きている。

倉野煌園にとっては、乙丑の慶応元年は意義深い年だった。三十九歳となるこの年の夏、煌園は鉄翁から「画蘭一巻」と「煌園書屋」の四文字を揮毫した扁額が贈られた。翌慶応二年、煌園は鉄翁が病気のため長崎に赴いている（「『鉄翁画談』と倉野煌園」）。

あるいは、瓢箪も、このころに煌園の手にわたったのかもしれない。


その瓢箪にもどると、徐雨亭は、はやくから日本と通商のあった浙江省の人で一八二四年生まれ。水墨山水を描いた。三十七歳だった文久元（一八六一）年太平天国の乱をさけ、家族をともなって長崎に来航し、慶応三（一八六七）年まで六年間、滞在した。長崎では書画を売って生計をたて、日高鉄翁、木下逸雲、谷口藍田らと交友をむすんだ。（鶴田武良「王克三と徐雨亭　来舶畫人研究六八」）

煌園も、木下逸雲の紹介で徐雨亭と知り合っている。

こうした事情をふまえて、拝山が詩文をしたためた。

題
　嗒然老人瓢
一箇の古瓢、古色妍にして綾錦十襲万千に値す、
曽《かつ》て雨亭と伴に東海へ来る、顛狂月地又花天、

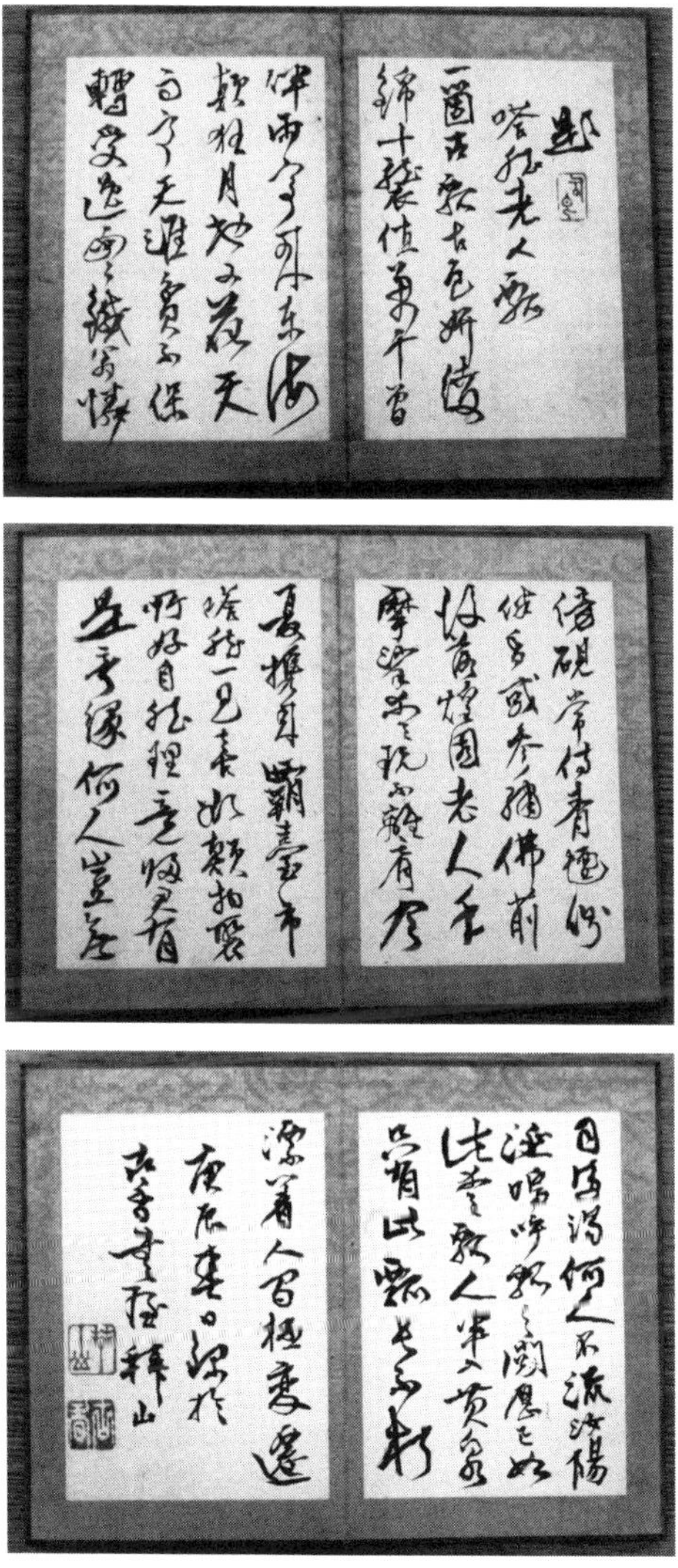

吉嗣拝山題（瓢箪の詩文帳より）

雨亭天涯貧して保たず、転じて逸雲、鉄翁の憐を受く、
硯の傍常に青氈の側に侍り、香を伴い或は仏前を繍す、
後煌園老人の手に落つ、摩挲愛玩して肩を離れず、
今夏、覇台市に携え来る、嗒然一見して喜び顛ぜんと欲す、
物の聚むる所自然の理を好む、竟《つい》に君に帰す、是の奇縁有り、
豈何人の月鳥に渇する無からんや、何人の汝陽の涎を流さざるや、
嗚呼瓢の閲歴已に此の如し、瓢を愛する人半ば黄泉に入る、
只此の瓢有り、長く朽ちず、人間《じんかん》を漂着し変遷を極む
庚辰春日深　於古香書屋　拝山

拝山が詩をつくった年、庚辰は明治十三（一八八〇）年、原三信（蘇仙）が四十四歳のときである。詩の文中に「逸雲」「鉄翁」「煌園」が出てくる。

「煌園」、すなわち倉野煌園は、明治二十九（一八九六）年三月、六十九歳で亡くなった。「逸雲」は木下逸雲（一八〇〇～六六）。鉄翁、三浦悟門とともに長崎の南画三筆の一人に数えられた。慶応二年八月、京阪、江戸を旅し、横浜からイギリス船黒龍号に乗って長崎に帰る途中、玄界灘で海難事故にあい、死亡した。六十六歳だった。

拝山の詩文は、嗒然《とうぜん》という名の老人（原三信）の手にある瓢箪の物語をつづっている。

瓢箪は、徐雨亭が故国の中国から日本に来たときに、伴われてやって来た。

太平天国の乱に揺れるふるさとをのがれてきた雨亭は、貧しく、瓢箪を手放してしまう。瓢箪は、譲られた逸雲や鉄翁が詩を書き画を描くそばにあり、仏をつつむ香の中にあった。さらに手にすることになった煌園になでられさすられてそばを離れず、この夏、博多にきて、嗒然老人にひとめぼれされ、またゆずりわたされた。

人のうらやむ瓢箪が、ついに君（嗒然老人）のもとに落ち着いたのは奇縁である。

瓢箪を愛した人は、半ば、亡くなっている。瓢箪のみが朽ちることなく、人々の間を旅し続けている。

谷口藍田（一八二二〜一九〇二）も同じ画文帳に詩を寄せている。

藍田は、佐賀の儒学者で、文久二（一八六二）年、徐雨亭ら華人三人に会い、詩を贈ったこともある。その縁もあってのことだろう。求めに応じて、この瓢箪にちなんだ詩を書き記している。

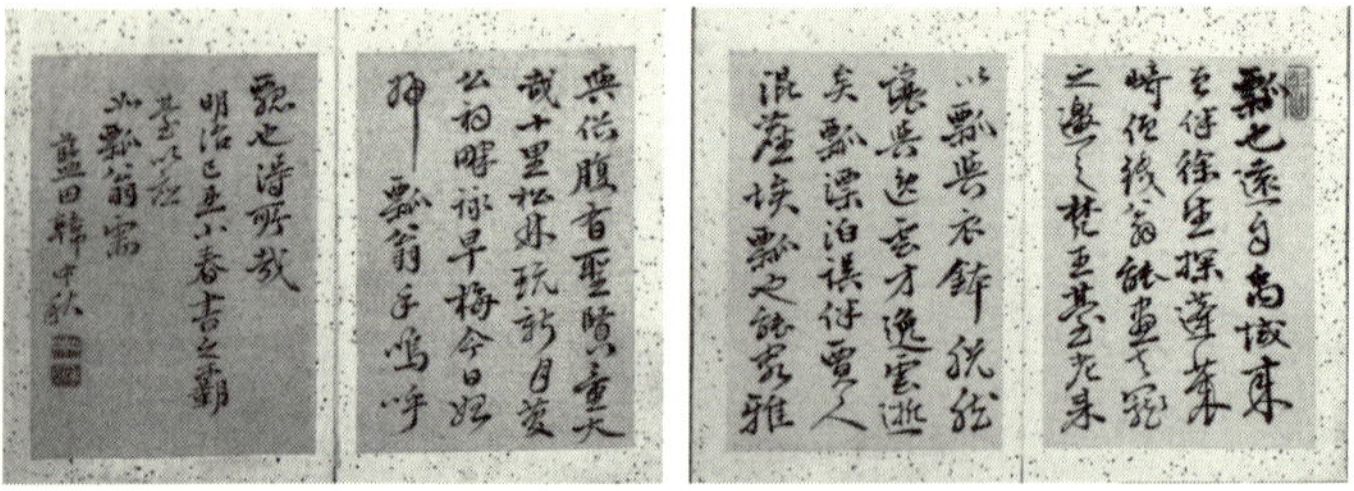

谷口藍田書（瓢箪の詩文帳より）

瓢や、遠く禹域より来る、
曽て徐生と伴に蓬莱を探る、
崎僧鉄翁能く画く、之を寵《ちょう》し之を邀《よう》す、
梵王台老来り以て瓢と衣鉢を脱す、
然して逸雲に譲与す、方《まさ》に逸雲逝く、
瓢漂泊し誤りて賈人と伴に塵埃に混じる、
瓢や能く雅と俗腹とを究め聖賢量大有るかな、
十里松林に新月を玩し、菅公の祠畔に早梅を詠す、
今日始めて瓢翁の手に帰す、
嗚呼瓢や所を得るかな
　明治已丑小春、如瓢翁の需《もとめ》に応じ覇台にて之を書す
　　藍田韓中秋

拝山はこの年、藍田を三信（蘇仙）に紹介したものとみえる。そのいきさつが、拝山から三信に宛てた手紙に書いてある。

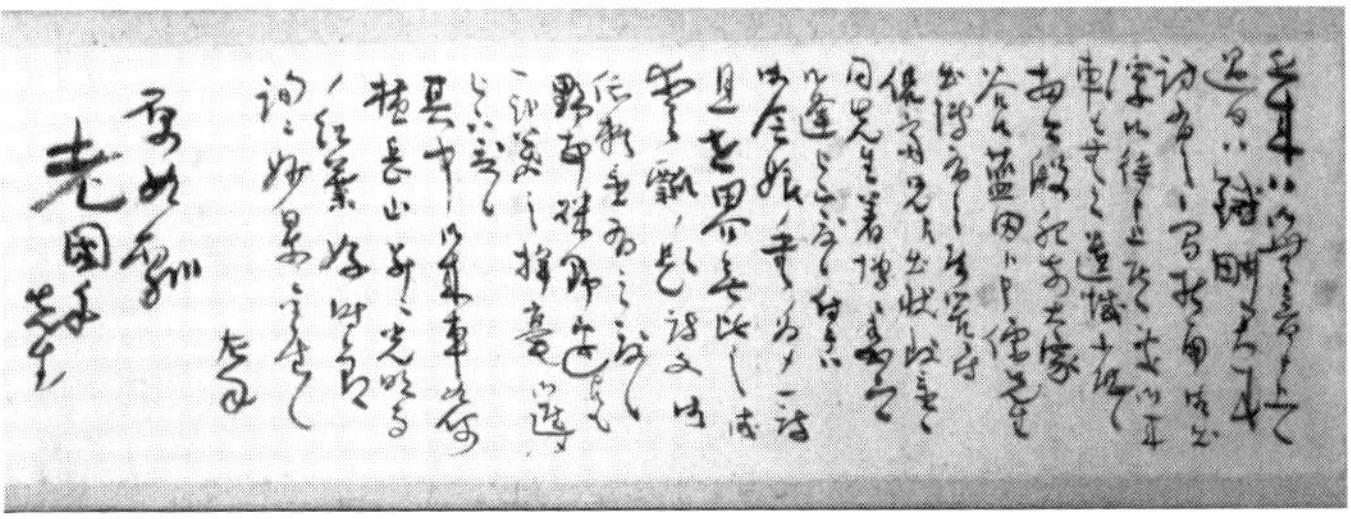

拝山書簡（福岡市博物館所蔵「原三信資料」）

近来は御無音《ごむいん》申し上げ候、
過日は鉄耕君来訪これあり候間、
折角御出浮《おでうき》御待ち申し上げ仕り候処、
御来車もこれなく遺憾に堪えず候、
扨《さて》今般肥前大家谷口藍田と申す儒先生出博これあり候筈に付、
侃斎兄え出状致し置き候、
同先生着博に相成り候はば御逢い下されたく候、付ては
御令娘の書の為め一詩、
且つ世界無比の御愛瓢の題詩文御依頼置きこれありたく候、
野邨・磯野辺えも一、弐葉の揮毫御達して下されたく候、
其の中御来車如何、横岳山并《なら》びに光明寺の紅葉好時節、
詢《まこと》に妙景に御坐候、左手

原如瓢

老困手先生

藍田が博多を訪れるのを機に、瓢箪の題詩文を頼んだらどうかと

ある。また共通の知人である「鉄耕」、「侃斎」、「野邨」、「磯野」の名が見える。それぞれ、画家の上田鉄耕、井上侃斎のほか、野村久七郎、磯野七平あたりかもしれない。色紙を持ち寄って、藍田のサイン会が開かれた気配が濃厚である。封筒の消印は、明治二十二年十一月四日になっている。

画文帳には、中国人、王治本（一八三五〜一九〇八）の詩文もある。

瓢箪を納めた箱にも、拝山の詩文がある。

拝山題

瓢固より幸不幸有るなり、
昔許由の瓢を擲つのみ、
出て顔子の瓢屢空しく建つは瓢の不幸なり、
今、嗒然主翁の瓢は即ち然らず、
紐にて腰に纏い装い朝夜護る、
之を愛すること命を懸くるがごとし
瓢の幸や、嗚呼其の幸不幸、瓢尚此のごとし、

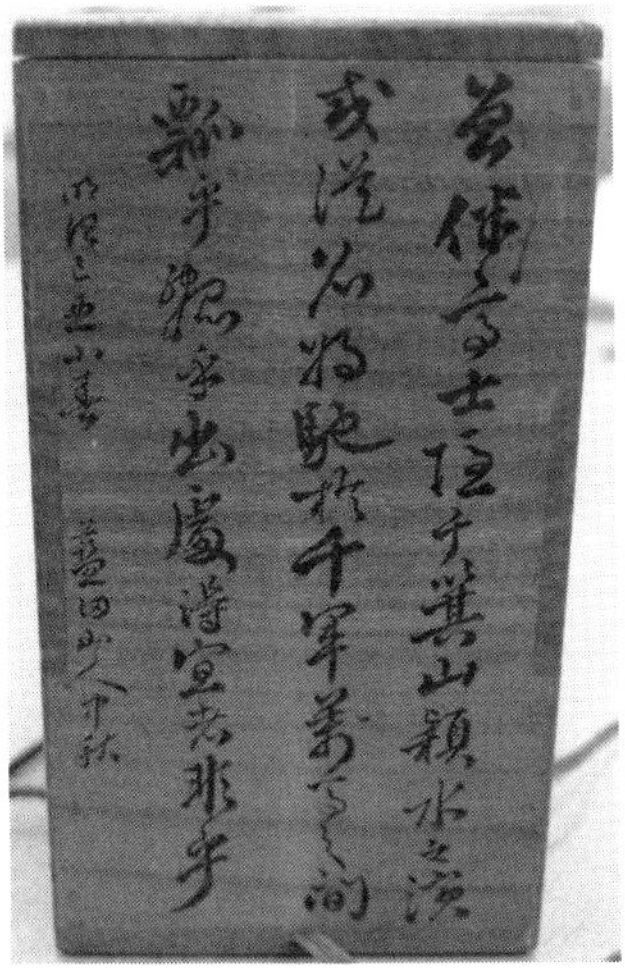

藍田題（瓢箪の外箱より）

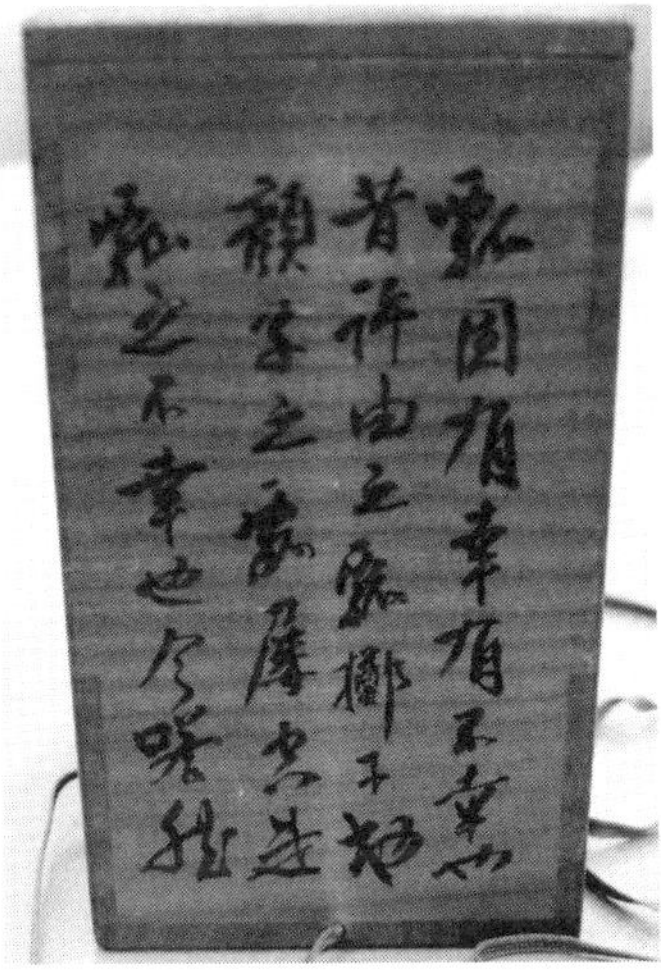

拝山題１（瓢箪の外箱より）

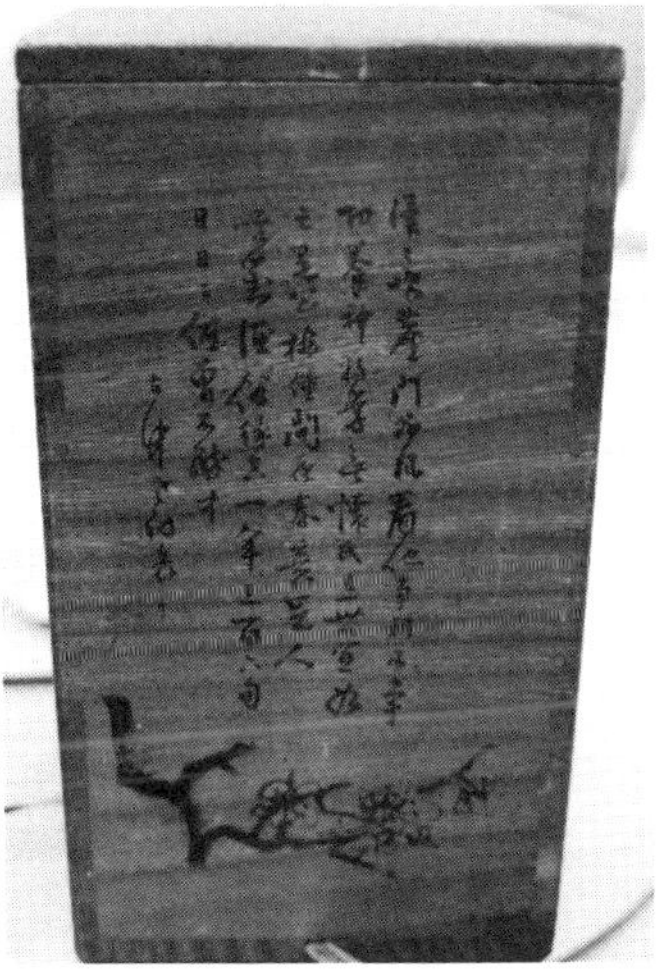

五岳題（瓢箪の外箱より）

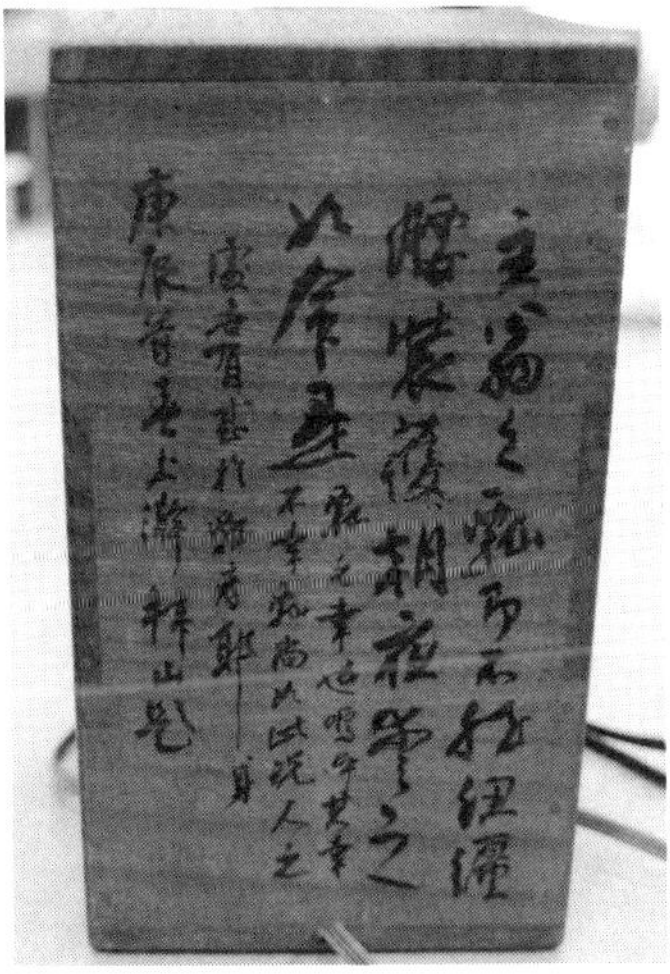

拝山題２（瓢箪の外箱より）

況んや人の身の世を処すに雅よりも甚だしき者有らんや
庚辰首春上澣　拝山題

さらにくるっと回すと、谷口藍田の書がある。

藍田題

曾て高士と伴に箕山に隠るの穎水の濵、
或は名将に従い千軍万馬の間を馳す、
瓢や瓢や、出る処宜しきを得る者に非ざるか、
明治巳丑小春　藍田山人中秋

「明治巳丑」は、明治二十二（一八八九）年。先の拝山書簡の封筒に押された消印の日付は、「十一月四日」となっているから、この日より少しあとの、うららかな小春日和に、箱と画帳の両方に詩文をしたためた情景がうかびあがる。

平野五岳（一八一一〜九三）は豊後日田の画僧。広瀬淡窓に詩文を学び、詩書画に巧みだった。

五岳も箱と画帳に詩文がある。箱には梅の絵を添えている。

漢々虀を吹き門外の風他の利を争い
又功を争うを看て神を養う、
将て無懐氏の在世を学ぶ、
宜しく亡是公が梅の僅かに開花するの春意に如くべし、
人は唯径を俗縁に置くに足る、一年三百六旬日、
日々何ぞ酔わざる中に空しくするや
古中左衲岳

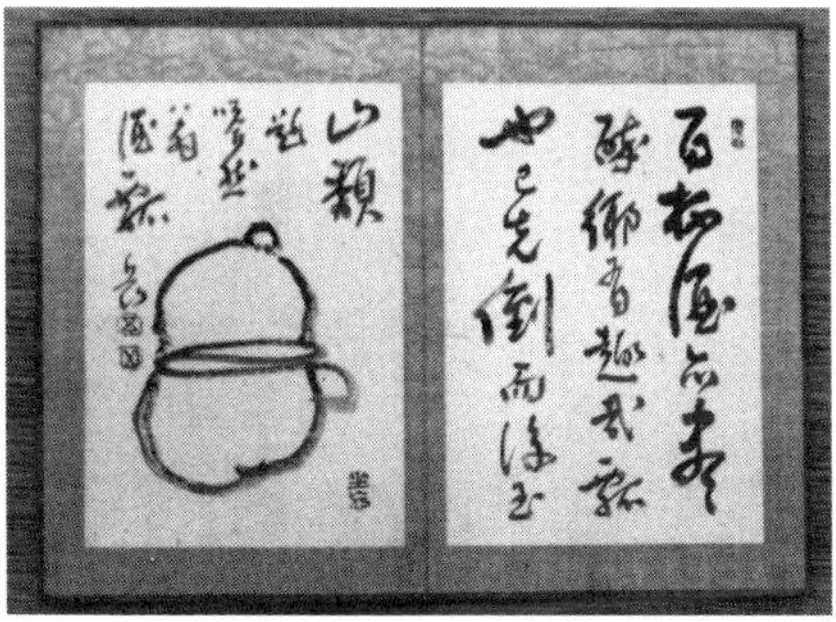

平野五岳題（瓢箪の詩文帳より）

五岳は、画帖には瓢箪の絵を描いた。

百杯の酒無尽にして
酔郷の趣有るかな、
瓢や已に先や倒れて後玉山頽る
題　嗒然翁　酒瓢　岳

「この瓢箪はですな、昔、清国の画人が日本に渡ってきたときに持ってきたものです。彼は貧しくて、瓢箪を手放した。あちらこちらと人の手に渡って、長い旅をしてきたんです」

原三信は、親しい友人を自宅に招くと、そんなことを語って、自慢げに披露したにちがいない。

瓢箪や書簡は、幾多の文書とともに、福岡市博物館に寄贈されている。

＊1　国臣が郷里に出した永訣状の原文（読み下し）

一翰啓上仕り候、益御泰然恐悦に奉り候、私儀
去月廿日京師を発し但州に下り候処、
又々京町奉行より同心其外十人斗り探索に入り込み候由知
らせ候ものこれあり候、
去月晦日の夜出立、山越えに播州に出て当所へ馳せ下り申
し仕り候、
尤も兼て決策もこれある儀に御坐候、
此方にては三条公を初め、御脱走の七卿御馬拝借の為め山
口へ馳せ越し候
増田弾正・清水清太郎等へも出会い仕り候、
最早此等の都合も大概相調い候に付、不日但馬へ帰り、
義兵を挙げ大和の応援、天下の大挙を促し候筈に御坐候、
此事は多端にて筆紙に尽し難く、中旬迄には御耳に入れ候
儀御坐あるべく候、
就ては、熊蔵儀却て邪广と存じ候、暇遣し指し返し申し候、
永々付き添ひ心を添へくれ候に付今日迄召し連れ候得共、
大事の場に臨み候ては入用これなく、
且つ親父が心配、其の身の不本意と存じ候、
右の通りに御坐候、親元へ御返し下さるべく候、
東西奔走仕り候儀は此のものより申し上ぐべく候、最早此
の期に臨み
天朝の御為一命を抛げ候上は、
再拝顔の儀覚束なく候、
万一天運強く候はば、采幣を執て拝顔仕るべく候、
唯々正名公行を以て天ト後世に鄙名を輝し候を以て御覚え
下されたく候、
是迄年来我儘不孝の罪山々御免トさるべく候、
此の後の模様は定効御覧に入れ奉るべく候、恐惶敬白
十月朔日　　　　　　平野次郎国臣
尊大人様　膝下

第四章　明　治

外科医開業

明治元（一八六八）年、十二代原三信（蘇仙）は三十二歳になった。

二十年あまり後に十三代となる跡継ぎの崎次郎は、まだ六歳のあどけない少年であった。明治五年に新学制の布告があり、福岡・博多にも翌六年に小学校が開設された。大浜に瀛浜《おきはま》小学校ができているので、崎次郎もわんぱくざかりとなって通学したことだろう。

ところで、明治維新という時代変革は、武士たちの暮らしに大きな試練を与えた。明治四年の廃藩置県によって藩がなくなる。武士を雇っていた藩が倒産したようなもので、新政府は失業者たちの給与実績をよりどころに、自立資金として融資をする策をとった。これが金禄公債《きんろくこうさい》であり、いわば維新記念の退職金であった。

明治九（一八七六）年、政府は、領主、公卿、武士に金禄公債を交付するという太政官布告を出し、翌十年に発行した。当時、家禄を受けていたのは華族五百人、士族三十二万人。交付された金禄公債は、五円、十円、二十五円、五十円、百円、三百円、五百円、千円、五千円の九種類で、総額およそ一億七千万円あまり。

金禄公債は、家禄支給を取りやめる代わりに、禄高の五～十四年分を公債証書として渡した。ただし、額面の一括支払いは五年間すえおきし、六年目から支払いを始める。支払い対象者の数は毎年一定の割合に制限し、抽選で決めた。

一括支払いを受けないで、公債証書をもっている人には年利五～七％の利子を支払うという仕組みだった。

受け取る武士の立場からすると、これまでの禄高の五年分の七％ということは、それまでの年収の三五％で生活しなければならなくなった。

高禄の華族ら富裕層は、金禄公債による出資をして、全国各地に多くの国立銀行が設立された。

九州では長崎の十八銀行、熊本の第九銀行、福岡は十七銀行（福岡銀行の前身）ができて、旧藩主が大株主、重役陣は士族を中心に一部の商人、実業家がくわわっていた。

このほか金禄公債を元手に炭鉱開発にいどむなど、あらたに商売を始めて成功した人もいることはいたが、それはごく少数派であった。

たいていはうまくいかず、「武士の商法」というのは、失敗の代名詞となった。

それでは、医者は、どうだったか。

原三信は藩医としては失職したが、先祖代々医師という職能を身につけてきた。新しい時代に踏み出すべき方向はおおかた定まっていたとはいえ、その一本道を歩むべく奮闘していく。

江戸時代までは漢方が主流であった医学・医療について、明治新政府はドイツ医学の採用を決めている。

明治六（一八七三）年、文部省医務課が医務局に格上げされ（二年後に内務省に移管され衛生局と改称。厚生労働省の前身）、ヨーロッパの医療制度を視察してきた長与専斎が初代局長に就任した。翌七年、医療や医学教育のすべてを規制する医制がつくられ、今日の医師免許制度のはじめとなる医師開業試験も盛り込まれた。

医師の資格制度ができ、それまでに開業していた医師には、申請によって仮免状が与えられている。

明治十年代前半には、医学専門学校を卒業しただけでは医師の資格を得ることができなかった。医術開業試験に合格しなければならなかった。

ただし、東京大学医学部の卒業生は無試験で医師免許が得られた。明治十五年の太政官達で、一定条件を備えた医学校の卒業生も無試験で免状を得ることができるようになった。

すでに医師を職業としていた十二代原三信（蘇仙）は、医業開業試験制度の始まった明治十二（一八七九）年、県に外科医術開業の許可を受けている。

同年六月、三信は博多で外科医を開業した。

開業記念日は六月十二日である。この年、三信は四十三歳。崎次郎は十六歳になり、父の助手くらいはつとめていたことだろう。

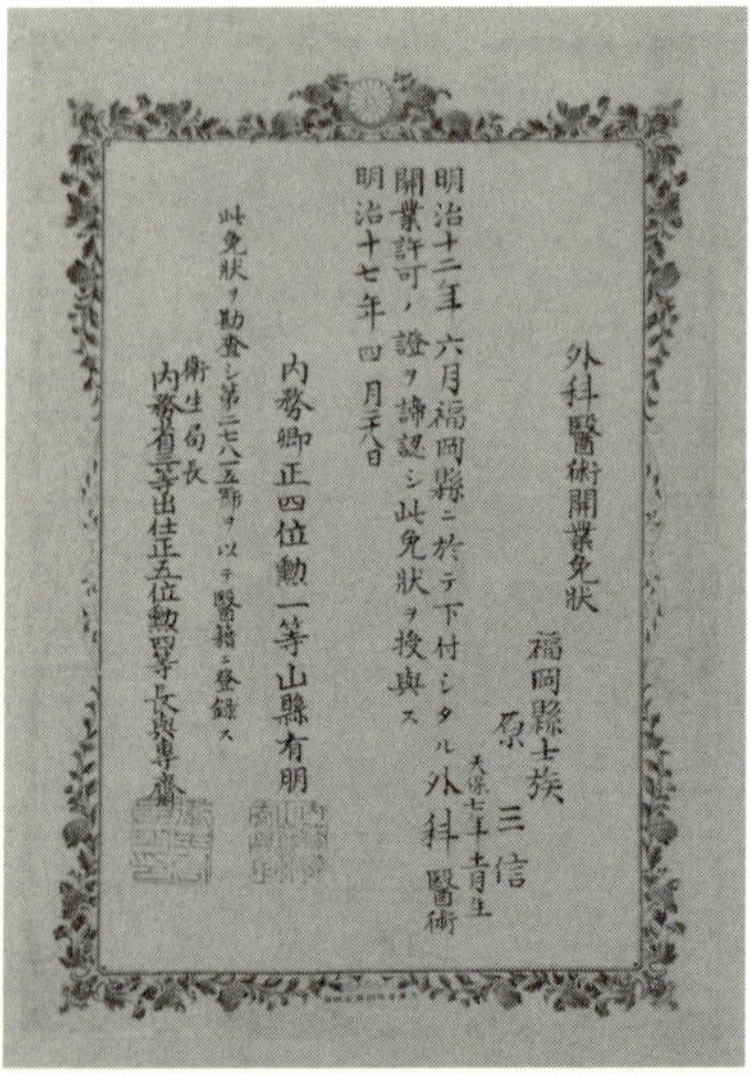
外科醫術開業免状
福岡縣士族
原 三信
天保七年十一月生
外科醫術
明治十二年六月福岡縣ニ於テ下付シタル外科醫術開業許可ノ證ヲ諦認シ此免状ヲ授與ス
明治十七年四月廿八日
内務卿正四位勲一等山縣有朋
此免状ヲ勘査シ第二七八五號ヲ以テ醫籍ニ登録ス
衛生局長
内務省一等出仕正五位勲四等長與專齋

十二代原三信が受けた外科医術開業免状（福岡市博物館所蔵「原三信資料」）

三信が受けた外科医術開業免状には、

「明治十二年六月福岡県ニ於テ下付シタル外科医術開業許可ノ證ヲ諦認シ此免状ヲ授与ス」

と書いてある。

この文面によると、明治十二年に福岡県が原三信（蘇仙）に与えた外科医開業の免許を、明治十七年に内務省の医籍に登録したことを証明したものである。

当時の内務卿は、正四位勲一等山県有朋、衛生局長は、内務省二等出仕正五位勲四等長与専斎となっている。免状にはさらに、

「此免状ヲ勘査シ第二七八一五号ヲ以テ医籍ニ登録ス」

とも書いてあり、当時の日本の医師の数がおおよそわかる。

このころ、それまでは博多西町にあった家と土地を売り払い、より海に近い大浜に医業の拠点を移している。大浜は当時、町の中心部から北側にはずれていたから、より広い土地を手に入れることができた。

大浜は、朝夕には砂浜に波が打ち寄せる潮騒が聞こえてくる。潮の香りがして、漁師たちの住む家並も近かった。

西南戦争

明治六（一八七三）年、征韓論を唱えた参議西郷隆盛らが、内治優先派の大久保利通、伊藤博文らの反対で挫折して帰国したあと、各地で士族の反乱が起きた。

「今般、政府へ尋問の筋これあり」
と西郷隆盛が通告を発し、私学校の兵を率いて鹿児島を発ったのは、明治十年二月十四日のことである。

これに旧福岡藩士族も呼応して決起するのだが、その三年前の明治七年二月、まず佐賀で江藤新平らが挙兵している。

このとき、三十八歳の三信は、政府軍の医師として従軍した。その働きに対して、福岡県から「賞金十三円七十五銭」を受けたことを記して、県が発行した明治九年六月付の書面である。

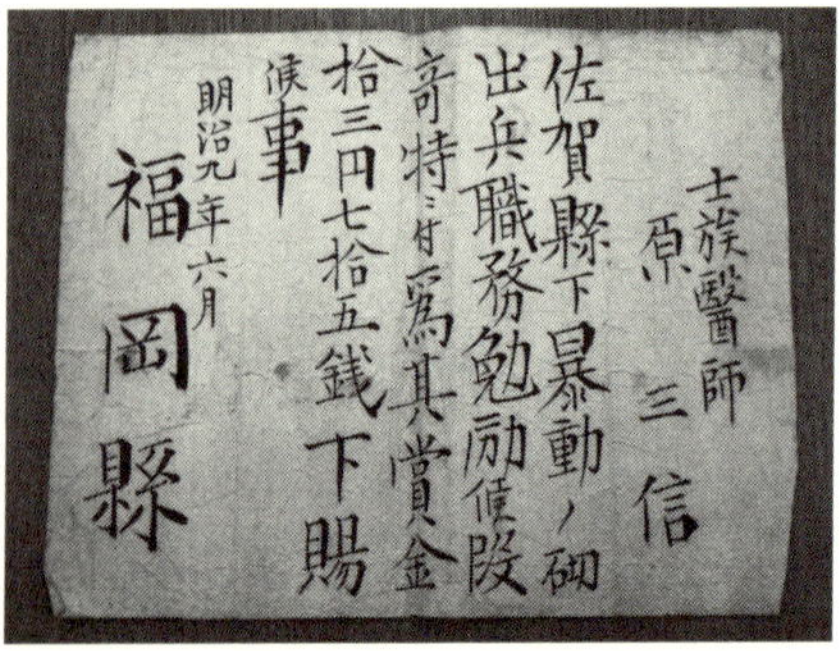
士族醫師　原三信
佐賀縣下暴動ノ砌
出兵職務勉励候段
奇特ニ付爲其賞金
拾三円七拾五銭下賜
候事
明治九年六月
福岡縣

佐賀の乱「出兵職務勉励」賞金の書面（福岡市博物館所蔵「原三信資料」）

佐賀の乱鎮圧のため、政府軍は福岡士族による鎮撫隊を編成した。

募兵に応じた福岡士族たちは、佐賀で寝返る計画を隠していたが、政府側に口径の合わない銃と弾薬を渡されたため、計画通りにいかなかったとされる。

結局、佐賀士族が敗れたあと、明治九年十月、熊本で太田黒伴雄らが神風連の乱を起こし、秋月、萩でも連携して決起するが、いずれも鎮圧された。

萩の前原一誠が政府軍に捕らわれた後の十二月、頭山満、箱田六輔らは、大久保利通の暗殺計画が知られて逮捕される。

東京へ上る西郷軍に九州の反政府士族が合流するころ、福岡はそんな情勢にあった。

「サイゴウ　キリノ　シノワラ　タイシヤウニテ　カゴシマカンインサキダチキタル　セイフニジンモンノスジアリノボルト　クマモトケンヨリヲヲセツチウ　コンニチタタカウカイヅレケツスベシト　イマクマモトウチダユウキチヨリ　コジマケイブエデンホウアリ」

（西郷、桐野、篠原、大将にて、鹿児島官員先立ち来る。政府に尋問の筋あり上ると。熊本県より応接中、今日戦うか何れ決すべしと、今熊本内田勇吉より、小島警部え電報あり）

明治十年二月十八日、この電報を受け取った福岡県令渡辺清（一八三五〜一九〇四）は、旧大村藩士で蘇仙より一歳年長である。渡辺は、ただちに熊本に向かったが、途中の御船《みふね》で足止めされ、熊本入りは二十一日だった。

福岡城内に前年春に設置されていた営所から、歩兵第十四連隊（小倉）の二個中隊が、乃木希典少佐ひきいる小倉本隊と合流して出発した。

野津鎮雄少将の第一旅団、有栖川宮熾仁親王の軍艦高雄が博多に入港し、三月に入って大山巌少将ひきいる四個大隊が到着後、本営が久留米に移された。

三月二十八日未明、福岡士族は、東上する西郷軍の福岡通過の前に、手薄になっていた福岡城内を攻撃した。福岡の変である。前年の検挙を免れていた武部小四郎、越智彦四郎らによる決起だった。

このころ西郷軍はすでに田原坂の激戦に敗れており、計画直前に巡査隊に捕縛された者も多く、福岡士族もついに敗れ去る。

戦死者五十四人、自刃六人、獄中死三十八人、懲役刑四百十七人、徐族（士族の称を除く）二十四人。武部、越智、久光忍太郎、村上彦十、加藤堅武は五月、斬罪に処せられた。


九月二十五日、渡辺県令への電報が届いた。

「グンダンホンエイヨリ、サノトウリホウチアリ、サクジツクワングンシロヤマヲセメ、ハチヂタタカイヲサム、サイゴウキリノムラタヘンミベツプイケノウエイカ、キョカイノモノコトゴトクシシ、トウチマツタクヘイテイス」

（軍団本営より、左の通り報知あり。昨日官軍城山を攻め、八時戦い収む。西郷、桐野、村田、辺見、別府、池上以下、巨魁の者ことごとく死し、当地全く平定す）

福岡の変で挙兵した士族の多くが興志塾出身だった。指導した塾長の高場乱《おさむ》は、煽動を疑われて投獄され、大久保利通暗殺計画、挙兵への関与を、くりかえし問われた。

「知らぬ」「拙者が関与していたなら、あげな失敗はせぬ」という乱を、取調官が責めた。

「そのほう、謀反のこと、あずかり存ぜずというても、多数の子弟を教育し、その門中に謀反人を出しておる。日ごろ門人の取り締まり不行き届きの段、ふらち至極、とうてい罪科は免れまい。刑は死にあたる」

これに対して乱は、平然と答えた。

「拙者の門下より乱徒が出たことをもって罪が死にあたるというならば、喜んで刑を受けよう。しかし、県令はその治下に反乱の徒を出しておる。日ごろ県民の取り締まり不行き届きの段はいかがなされるか。刑まさに死にあたるであろう。願わくば、不肖高場乱と同様に罪を仰せつけられ、わが白髪首と県令渡辺清の首とを陛下に捧げなされ」

結局、証拠もなかったから、乱はまもなく釈放された。


この後、明治十二年秋、箱田六輔は国会開設要求の請願書を書いた。奈良原至は、一連の士族反乱犠牲者の追悼集『明治血痕集』を出版した。進藤喜平太は明治十三年五月、福岡県警察本署に「玄洋社設置届」を提出した。設置届には、かつて興志塾に集った者ら社員六十一人の名簿と「憲則」を添えていた。

第一条　皇室ヲ敬戴ス可シ
第二条　本国ヲ愛重ス可シ
第三条　人民ノ主権ヲ固守ス可シ

第三条が天皇の主権を脅かす、と訂正を命じられ、次のように変えて八月に認可された。

玄洋社憲則
第一条　皇室を敬戴す可し
第二条　本国を愛重す可し
第三条　人民の権利を固守す可し
　右之条々各自の安寧幸福を保全する基なれば、熱望確護し、子孫の子孫に伝へ、人類の未だ此の世界に絶えざる間は、決して之を換ふることなかる可し、若し後世子孫之に背戻せば、粋然たる日本人民の後昆に非ず矣、嗚呼服膺す可き哉、此の憲則。

武士の気風を伝える「玄洋社記念館」（二〇〇八年休館）の資料およそ五千点は、原三信の資料が寄贈された福岡市博物館に寄託されている。

十三代崎次郎

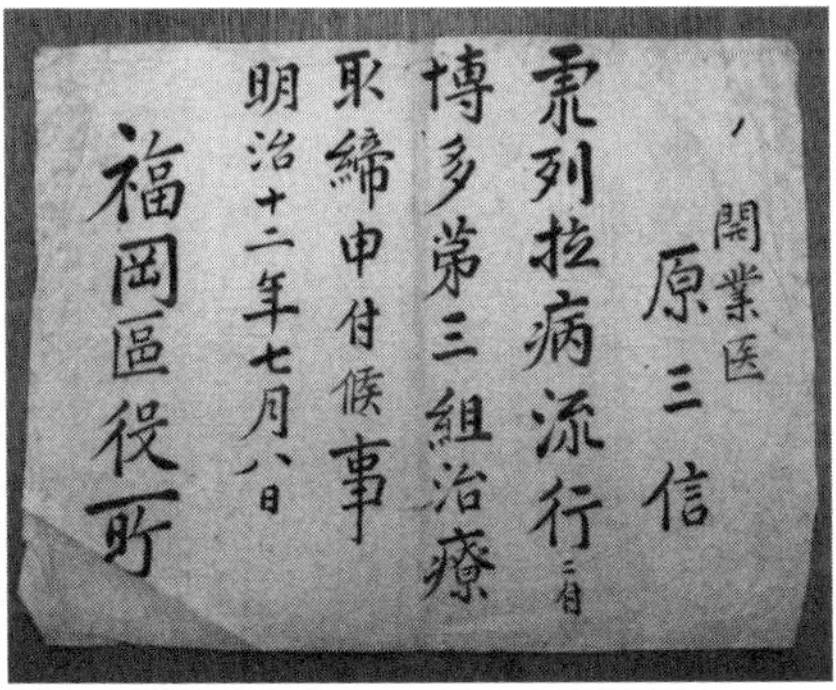
ノ 開業医 原三信
虎列拉病流行ニ付
博多第三組治療
取締申付候事
明治十二年七月八日
福岡區役所

コレラ治療取り締まりの書き付け（福岡市博物館所蔵「原三信資料」）

江戸時代から日本で流行するようになっていたコレラは、明治になってもたびたび全国で猛威をふるった。外科医の原三信も、流行病と無関係というわけにはいかない。

「コレラ病流行につき、博多第二組治療取り締まりを申し付ける」

という書き付けが役所から渡された。

博多のコレラ流行に関しては、こんな話がある。

明治十九（一八八六）年、太閤町割からちょうど三百年にあたることから博多の町に豊国《ほうこく》神社創建の話が持ち上がった。黒田家の援助、寄付金も予算通りの見込みがついて、宗湛屋敷の四分の一を購入した。六月に遷座式を予定したが、博多にコレラの流行がはなはだしく、神殿が落成した後何度も延期して、式典は延期に延期をかさねて十一月三、四日に行われたということである。（橋詰武生『明治の博多記』）

このころ、福岡にいた医師の数はどれくらいだったのか。

『福岡市医師会史　1997〜2007　創立百周年記念』によると、明治十八（一八八五）年の福岡区（福岡部・博多部）の医師総数は五十九人で、内訳は医学士三人、試験開業医九人、学校卒業四人、従来開業医四十三人だった。「従来開業医」とは漢方医のことで、試験を受けなくてもそのまま開業を認められていたが、漢方医の新規開業は認められないようになっていたという。

もっとも明治二十二年に市制をしいた福岡市は、周辺の町村と合併する前の狭い区域であり、まだ人口五万人にすぎないころだった。

この年の暮れ、九州鉄道会社の博多停車場—千歳川仮停車場（筑後川北岸）間が開業した。二年後には門司駅（現門司港駅）まで東に線路が延びた。

九州各県持ち回りの九州沖縄八県連合共進会が、五回目の福岡当番で開幕したのは明治二十年三月、東中洲の県有地を会場に共進館、赤煉瓦の審査館が建ち、織物陳列館や米穀類、茶、繭、生糸などの陳列場ができてにぎわった。汽車も電灯もなく、人力車と洋灯（ランプ）、ガス灯の時代だった。

明治維新は、医学教育の分野でも大きな変革をもたらした。

代々藩医をうけついできた原三信も当然、世代わりの影響をうけている。

ここから少し、福岡における医学教育事情の変化に原三信家のうごきを重ねながら、時代の流れをみていくことにする。

明治前夜の慶応三（一八六七）年、福岡藩は医学教育機関として藩校「賛生館」を土手町（現福岡市中央区）に設置していた。賛生館は廃藩置県後も医学校として残されていたが、明治五（一八七二）年の学制によって廃止された。医学教育の機能は明治七年に設けられた修猷館内の診療所に引き継がれた。

この診療所が明治十年六月、東中洲の精錬所跡に病院を新築移転して、福岡病院となった。二年後に全国的に始まる医業開業試験制度に備えるために設置されたもので、活動の主な目的は医学教育に重きをおいていた。

医学校の役目をもった福岡病院は「福岡医学院」と呼ばれていた。明治十一年には医学職員十九人、生徒六十四人がいた。年間入院患者数は一一二五人、外来患者数は延べ七六六四人であった。

十二代三信が外科医を開業した翌年の明治十三年、福岡県立医学校が福岡医学院にできた。明治十六年には、卒業生に開業試験が免除される甲種医学校となった。

教官として、東京大学医学部を出たばかりの医学士二人（山形県出身の大森治豊と山口県出身の熊谷玄旦）が赴任している。明治十八年、大森は医学校長兼薬学校長に、熊谷は病院長に就任した。

医学校の修業年限は四年、崎次郎（十三代三信）も医学校に入学し、明治十九年五月に卒業し、医師の資格を取得した。崎次郎は、卒業後、さらに京都に出て皮黴《ひばい》科を学んだ。

明治二十一（一八八八）になると、医学校に付属していた病院を主体にして県立福岡病院が開院した。翌年に九州鉄道が開業すると、遠方から来る患者が増えた。入院患者の増加、建物の老朽化に対応するため、県立病院は明治二十九年には筑紫郡千代村に移転することになる。

崎次郎は、医学校を卒業した明治十九年七月には服部ヒサと結婚し、同二十二年一月に長男信彦が誕生する。

翌明治二十三年、崎次郎が二十七歳のときに三信を襲名した。

その四年後の明治二十七年四月、蘇仙（十二代三信）が亡くなった。享年五十九歳であった。

この年の夏、日本は清国に宣戦布告する。

軍医の結婚と日清戦争

日清戦争は、第二次大戦集結まで五十年つづいた日中間の戦争の始まりでもあった。

十三代原三信（崎次郎）は、日清戦争に従軍したと伝えられている。医師としての従軍だったとみられるが、任務地はわかっていない。戦時中の傷病者の治療にあたる軍組織としては、おおまかに二通りがある。一つは、実戦部隊である師団に属する衛生部、衛生隊、野戦病院がある。もう一つは、戦闘地帯の後方にあって、軍兵站部に属する兵站病院などである。

日清戦争で日本軍は朝鮮半島を経て中国・遼東半島に渡っている。

野戦病院は各師団に六個ずつ編成されることになっていたが、実際には医師などの要員不足のため、近衛、第一～第四、第六の各師団は二個、第六師団は三個の野戦病院を編成した。

また、朝鮮半島の釜山、仁川など各地に兵站病院が設けられた。国内にも負傷兵や病兵を収容する予備病院が設けられている。

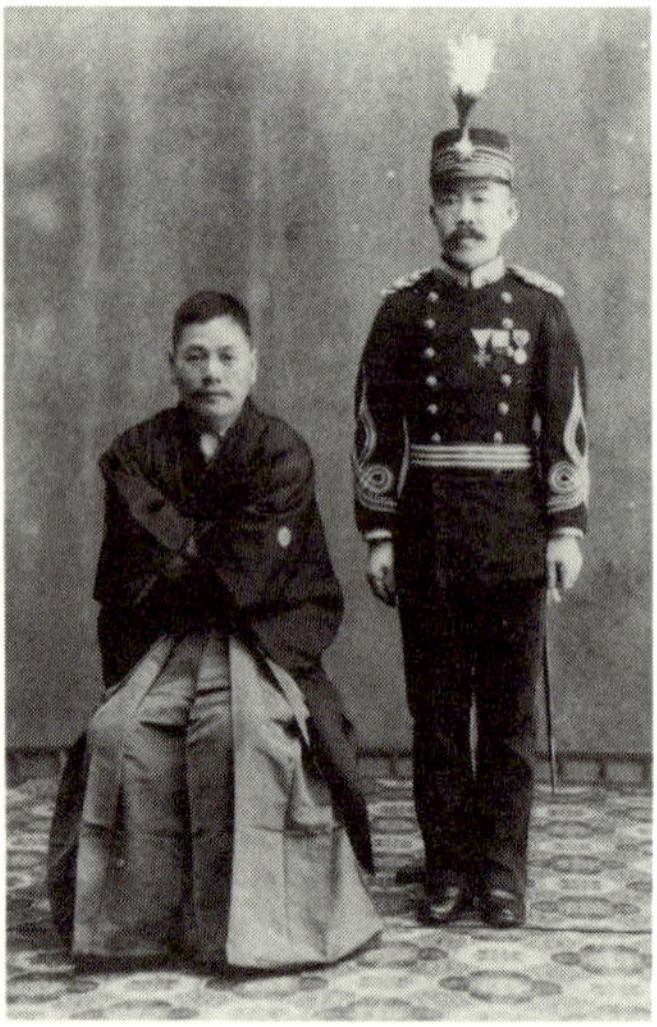

軍服姿の半田久雄と十三代三信

九州における日本軍の動きを少しさかのぼってみる。

明治十八（一八八五）年八月、福岡市の福岡城内にあった練兵場で陸軍歩兵第二十四連隊の軍旗の授与式がおこなわれ、同連隊が誕生している。

十三代が、福岡県立福岡医学校を卒業する前年のことであった。

当時の陸軍編成は、歩兵、騎兵、野砲兵、工兵、輜重《しちょう》兵の諸隊をもつ師団としては東京の近衛師団、関東の第一師団、東北の第二師団、中部・北陸の第三師団、近畿の第四師団、中国・四国の第五師団、九州の第六師団があった。

九州の第六師団は、第十三連隊（熊本）と第二十三連隊（同）による第十一旅団と、第十四連隊（小倉）と第二十四連隊（福岡）による第十二旅団からなっていた。

この第六師団の軍医で、のちに、多忙な原病院の副院長として十三代を助けていく半田久雄という人がいた。

半田は久留米藩士半田門吉の子で、福岡県医学校では十三代の先輩であった。

日清戦争後に増設された第十二師団（小倉）の軍医部長を務めたこともある森林太郎（鴎外）のもとで働いたこともあったという。明治四十年代には大阪衛戍《えいじゅ》病院長も務め、一等軍医正として、大正三（一九一四）年に予備役となった。

半田は十三代の妹フサと結婚するため、明治二十四（一八九一）年十二月、陸軍大臣あてに「結婚願」を提出している。

「福岡県筑前国福岡市大浜町
　　士族医
　　原　崎次郎妹
　　　　フサ
　　　明治二年十一月二十一日生まれ
　　明治二十四年十二月、二十二年二ヶ月
　　　　　　　　　　久雄儀
今般熟談ノ上右に記載ノ者ト結婚致度依テ別紙身元證書ニ家計保護金證書相添差出候間御許可被下度此段奉願候也
　明治二十四年十二月十日　陸軍一等軍医　半田久雄

陸軍大臣子爵高島鞆之助殿」
（「半田1等軍曹結婚願の件」JACAR〈アジア歴史資料センター〉Ref.C07070637200、明治24年「肆大日記　12月」〈防衛省防衛研究所〉）

当時、半田は野戦砲兵第六連隊（熊本）に所属する一等軍医だった。

この結婚願には、福岡市長山中立木による「身元證書」、「家計保護金證書」とともに、半田の上官である「第六師団長男爵野崎貞澄代理　歩兵第十二旅団長　長谷川好道」が「不都合はないので許可してもらいたい」との添え書きをつけていた。

日本が徐々に戦争の道へと進んで行く中で、軍人の結婚は、形式的にしろ軍の許可が必要な時代になっていた。

日清戦争の発端は、明治二十七（一八九四）年二月、朝鮮政府の政策と役人の不正に不満をもった農民たちが、民間宗教である東学の幹部を指導者にたてて反乱をおこした東学党の乱（甲午農民戦争）である。

このとき、東学党を支援するために、福岡から玄洋社の内田良平らが十数人で「天佑俠」を結成して朝鮮に渡っている。

反乱を鎮圧するため、朝鮮政府から救援をもとめられた清国は出兵を決め、天津条約にのっとって日本に通知した。これに日本も対抗して出兵した。日清両国の軍隊介入があきらかになると、農繁期を迎えたこともあって、農民軍は六月に政府と和解したので、出兵時には国内は平穏になっていた。

このころの朝鮮の事情をすこしさかのぼると、十年前の一八八四年、朝鮮の近代化と清国への朝貢廃止をめざす独立党の金玉均らが日本の協力を得てクーデターを図った。

これに対し、李氏朝鮮の実権を握っていた閔氏は、清国に通報し、清国軍と日本軍が交戦したが、クーデターは失敗におわった。このときに日清両国が結んだ天津条約には、軍の駐留禁止とともに、事前通告により朝鮮への出兵をみとめることが定められていた。

条約を結んだあとも、両国の朝鮮における主導権争いが続いた。

東学党の乱で出兵した軍隊の動向をめぐって、

「乱は収まったから撤兵すべきだ。朝鮮はわが属国だから保護する」

と、清国は朝鮮の宗主国であるとの立場を守ろうとしていた

一方、日本は、列強各国によるアジア侵略がすすむ中で、ロシアの南方進出を脅威とみて、朝鮮の支配をはじめていたから、

「朝鮮は独立国である。わが国の保護で内政改革をすすめる」

と、清国の影響力を除いて主導権を得ようとした。

八月一日、日本は清国に宣戦布告し、日清戦争が始まった。

従軍した十三代三信は三十一歳、長男の信彦は五歳になっていた。

父の蘇仙は四月に亡くなったばかりだった。

開戦二カ月後の明治二十七年十月二十七日付の福岡日日新聞（現西日本新聞）に「熊本衛戍《えいじゅ》病院と豫備病院」の見出しで次の記事が出ている。

「熊本衛戍病院は此頃悉く野戦病院として出発せしを以て今は全く衛戍病院の名を廃して其跡に熊本豫備病院を設置したりと」

衛戍病院とは、軍隊の駐屯地に常設される病院のことである。

熊本の第六師団の部隊が戦地に出て、駐屯地の病院職員も野戦病院要員として動員されたので、空っぽになった病院の建物に予備病院が設けられた。そんな事情を、記事は伝えている。

野戦の傷病者の治療にあたる組織は、前線から順に、仮包帯所、包帯所、野戦病院、戦地定立病院、兵站病院、予備病院と設けられ、後方になるほどより完全な治療が施せる仕組みになっていた。

国内に設けた予備病院は、戦地から後送された傷病兵の治療にあたり、福岡にも設けられたから、三信は、そうした病院の任務についたかもしれない。

外地に出たとすれば、テントを張る野戦病院なら、医薬品や医療機械などの装備品をもって部隊と行動をともにしたであろうし、あるいは後方の兵站病院に詰めたかもしれない。

福岡出身兵士の多くは福岡城を駐屯地としていた歩兵第二十四連隊に属したので、同連隊が清国に行き、戦闘を終え、復員するまでの動きを追ってみよう。

福岡城を九月十八日に出発した連隊は、小倉で混成第十二旅団の指揮下に入り、二十四日に門司を出航。二十七日に仁川に上陸した。このあと京城（現ソウル）を経て、龍山に駐屯した。

十月五日、混成第十二旅団は第二軍に編入されて、清国に出発。十一月三日、遼東半島の花園口に上陸した。第一師団の攻撃で陥落していた金州城をすぎて、半島南端の旅順を攻撃し、十一月二十一日の戦闘で二龍山の砲台を占領し、二十二日に旅順市街に入った。

このときのことを『歩兵第二十四聯隊歴史』は次のように記している。

「二十一日聯隊は二龍山附近に露營す。翌二十二日残敵を追撃して夜に入り旅順市街に進入す、敵屍累々全市街に満ち實に悽愴を極めたり」

この旅順市街の惨状を旧津和野藩主の従軍カメラマン亀井茲明が写真帳『明治二十七八年戦役写真帖』に残した。

亀井は従軍日記『従軍日乗』に同じ二十二日の旅順市内の様子を書いている。

「旅順ノ市街ハ南方ニ向テ三條ノ新街アリ。其ノ街頭ニ榜《ぼう》シテ東新街、中新街、西新街と曰フ市街ノ家屋ハ凡《およ》ソ二千戸アリ。住民皆亡失シテ空虚トナリ、壁破レ宇壊レテ甚タ荒涼ノ状ナリ。路上ニハ伏屍堆《うずたか》ク、流血川ヲ為シ、両側ノ民家ハ襤褸《らんる》、或ハ陶磁器ノ破片、紙屑、支那靴等散乱シテ狼藉タリ。屋内ニモ亦、伏屍アリ。鮮血淋漓《りんり》足踏ム所ヲ知ラス。細ニ其ノ屍ヲ検スレバ、或ハ頭脳ヲ中断シテ脳漿《のうしょう》ヲ出タシタルモノアリ。或ハ腹部、腰部等ヲ切断セラレテ腸胃ヲ露出セルモノアリ。其ノ状惨憺怨鬼啾々《えんきしゅうしゅう》ノ声ヲ放ツガ如キヲ覚ユ。真ニ酸鼻ノ極ト為ス」

亀井は文久元（一八六一）年、公卿堤哲長の第三子として生まれ、十五歳で旧津和野藩主の養子となった。崎次郎より二歳年長にあたる。

明治二十八（一八九五）年三月、下関の春帆楼で講和会議が開かれ、清国の全権大臣李鴻章が日本青年に狙撃され、重傷を負う事件が起きている。

四月十七日に調印された講和条約は、朝鮮国の独立承認、遼東半島、台湾、澎湖諸島の割譲、二億両《テール》（三億円）の戦費賠償、通商航海・陸路交通の条約締結と最恵国待遇、沙市、重慶、蘇州、杭州の開市、開港、航路承認、威海衛の占領が盛られた。

これに対して、ロシア、ドイツ、フランスの三国が、遼東半島の割譲の放棄を日本に勧告した。この三国干渉を日本は受け入れ、五月に条約を批准した。国内では、政府批判の世論がうずまき、「臥薪嘗胆《がしんしょうたん》」の言葉がはやった。この後、台湾割譲に対する住民の武装闘争が起こり、日本軍が平定報告をしたのは十一月だった。

日清戦争の結果は、日本とロシアとの満州（中国東北部）争奪戦のはじまりでもあった。日本は、朝鮮を足がかりに満州へと大陸進出をはかっていく。

私立原病院

日清戦争が終わり、博多に帰った十三代原三信（崎次郎）は、家業に復帰した。博多はこのころから、近代的な町づくりが進む。町の変容に歩調を合わせるように、原三信の医業も発展していった。

明治二十九（一八九六）年六月、福岡県立福岡病院が千代の松原に完成した。それまで東中洲にあった医学校の建物は、県立福岡工業学校（現県立福岡工業高校）の校舎となる。同校が明治三十三年、新築移転に伴って解体された。

三信はこの解体材の払い下げを受けて明治三十五年、福岡市での私立病院のさきがけとなる「私立原病院」を開院する。病床数は三十床だった。

この病院で、崎次郎は花柳病の治療と検査に励んで成功する。花柳病とは性感染症のことで、これを専門にしたのが大いに当たった。性感染症の第一は梅毒であり、当時、梅毒は国民病といわれるほどになっていた。

原病院は、方々からの患者を集めてその名を広めた。評判の広がりによって大きな富を築き、病院の経営基盤も固まっていった。

博多名物の水炊きで有名な料亭「新三浦」の宴会では、三味線に合わせて、こんな歌がよく歌われた。

上から読んでも、下から読んでも
サンシンさん、サンシンさん、
ぱっぱよこちょ、よこねのサンシンさん、
サンシンさん

歌の文句にある「よこね」（横根）は、「軟性下疳《げかん》」という感染症である。足の付け根のリンパ節が炎症をおこしてできる腫れ物で、性器の粘膜や皮膚に潰瘍ができて、刺激痛や圧痛が強い。周囲はやわらかく、黄膿を含む赤点が破れると浅い創ができる。原病院はこの治療を得意とした。

十三代三信はまた、医業以外の分野でも幅広い人脈をつくった。

十三代が二十三歳のときに結婚したヒサは、二歳下の慶応三（一八六七）年生まれ。西新町（福岡市早良区）の商家服部太右衛門文助の娘だった。

「京屋」の屋号で知られた服部太右衛門はもとは京都の人で、黒田家の豊前中津時代から御用商人となり、黒田家の筑前入りについて博多に来た。

川端一帯に土地をもった服部家は、材木商、博多織屋、旅館を経営して、初代太右衛門が広い庭園に植えたといわれる松があり、明治時代に樹齢三百年の巨木になっていた。明治十五年、京屋に泊まった伊藤博文が川面に映えるすがたの見事さをたたえて「臨水の松」と名付けた。

この老松が博多川の水面に枝をのばした景観を、画家の青木繁が絵に残している。青木が肺を病んで、川に面した病院で療養中の明治四十四年に描いた絶筆とされる。

また、ヒサの母方の実家は「たばこ屋」を屋号にした醤油醸造業の一門、奥村家である。この一族には、フランス大使をつとめた外交官栗野慎一郎夫人や、博多商工会議所会頭、衆議院議員をつとめた奥村七郎ら政官財界人、学者らの名士が多い。

そんな縁戚による人脈の形成ともあいまって、十三代は博多電気軌道株式会社や福岡遠洋漁業会社の創立にも加わり、博多財界人の一人に数えられるようになる。

原病院ははじめ、漁師の家が軒を並べる大浜の路地の奥にあった。大浜は、その名の通り、博多湾に面した白い砂浜が広がっていた。東に石堂川の河口が近く、西の那珂川まで長い海岸線が延びていた。

筑前の福岡・博多と筑後の久留米は明治二十二（一八八九）年、市になった。この年に九州鉄道の博多駅もでき、大浜海岸に大桟橋が突き出している。

当時の博多の港は、大浜の西の河口近くに対馬藩と秋月藩が蔵本を置いていたこともあって、船溜まり所が造られていた。

付近には海産物を主とする問屋街があり、「商海」と呼ばれるようになっていたが、干潮時には三十石船の底がつくので、三百トンくらいの汽船が出入りできるようにしようと、明治三十二年、博多築港株式会社が発足した。

設立発起人の顔ぶれは、ほとんどが博多の代表的な商人たちであり、磯野七平、奥村利助、太田与三郎、石蔵利平らのほか、衆議院議員で炭鉱業者でもあった平岡浩太郎の名もあった。

こうして大浜海岸を埋め立てて造成し、港づくりが着々と進められた。広い道路が通り、倉庫が立ちならんで、海の玄関がかたちづくられた。埋め立て地には、恵比寿町、千歳町、海岸通り、石城町、冷泉町、北浜町、西浜町、唐船町、幾世町などの町がうまれている。

築港が完成すると近海航路の汽船が出入りし、遠洋漁業の基地としても発展した。花街の柳町も近く、路面電車の開通によって、界隈はますますにぎわった。

かつての公共交通機関だった乗り合い馬車が徐々にすがたを消し、電気、ガスと、都市基盤がどんどん整備されていく。

博多に電灯会社が営業をはじめたのは明治三十年十一月。熊本より六年遅く、長崎にも四年遅れて、九州では三番目であった。

原病院は、診療のかたわら看護学校を設けていた。

高等小学校を卒業した者には一年間の看護学科、尋常小学校の卒業者には二年間にわたって普通学科と看護学科を教えた。看護学科の内容は、解剖および生理学、普通看護学および看護法であった。修了者には、「私立原病院」名で卒業証書を授与した。

修了式には、市長をはじめ福博の名士を来賓として招いた。十三代原三信はにぎやかなことが好きで、セレモニーの後には、赤穂四十七士の「義士銘々伝」を十八番《おはこ》にしていた浪曲師、桃中軒雲右衛門の出しものを用意するほどだった。

十三代は、その時代の新しいものに関心を寄せ、率先してとりいれた。

ドイツのレントゲン技術が入ってくると、すぐに病院に購入し、福岡でのレントゲン診断医療の先端を切った。ドイツの物理学者W・C・レントゲン（一八四五〜一九二三）がX線を発見したのは一八九五年。X線を利用した医療診断の装置が開発され、まもなく日本にも導入された。

末娘ヒデは、レントゲンがノーベル賞を受賞した一九〇一年の翌年、明治三十五（一九〇二）年に生まれた。

ある日、原病院におさまったレントゲン装置の部屋を幼いヒデがこわごわのぞいていた。そのすがたを十三代がみつけた。


「ヒデ、どうかしたか」

「おとうさま、なんか、ドイツから、めずらしい機械が入ったんですか」

「おう、よう知っとるなあ。レントゲンだよ」

「ゲントゲン？　なんですか」

「うん、このレントゲンは、X線という、目に見えん光を体にあてれば、体の奥の骨や心臓、肺臓が透けて見えるんだ」

「うそーっ、そんなことができるの」

「うそなもんか、それなら、お前がもっとる財布をかしてごらん。中を開けんでも、お金がいくら入っているか、ピシャリあててやる」

「えーっ、しんじられーん」

ヒデはのちに、原家の養子となる佐野實と結婚する。實はレントゲン装置が開発されたドイツに行き、ベルリン大学に留学する。研究テーマはレントゲンであり、博士号を取得したのもレントゲンに関する論文であった。

原病院の先端医療導入のもう一つは、梅毒の治療薬「サルバルサン」の使用である。

サルバルサンは、島根県出身の細菌学者秦佐八郎（一八七三〜一九三八）が明治四十三（一九一〇）年、ドイツ留学中にＰ・エールリッヒ（一八五四〜一九一五）と共同開発した化学療法剤である。帰国後、国産化に成功した。ヒ素化合物で毒性もあり、抗生物質のペニシリンが実用化されるまで三十余年、特効薬の地位を維持した。

サルバルサンは商品名で、実験時の番号から「六〇六号」とも呼ばれ、原三信の病院が電話番号にしていた時期もある。

原病院での処方は九州でも先駆的だったため、大評判を得て繁盛した。

原志免太郎の述懐によると、十三代は二十代半ばのころ、優に二十五貫（九三・七五キロ）を超えていた。大相撲が好きで、大浜海岸で興行があったときは、力士たちがよく治療に訪れた。「横根」の手術をすることもあった。興行のときは、横綱梅ヶ谷もよくあいさつにきたほか、大男の大砲も来たことがあった。

明治四十年代の私立原病院の職員は、院長の原三信のほかに医師三人、看護婦およそ十人、使用人が数人という陣容だった。（安藤憲孝『日本一長生きした男』）

第五章　帝大

柳町移転

博多湾に面した千代の松原に九州初の大学が開設されたのは、明治三十六（一九〇三）年四月のことだった。

京都帝国大学福岡医科大学。いまの九州大学医学部の前身である。

「九州」ではなく、「京都」の名がついたのは、当時の法制度が、単科大学を認めておらず、京都帝大の一分科大学としてスタートしたからである。

全国二番目の帝大が京都にでき、九州にもつくる方向となった明治三十年代、福岡、熊本、長崎の各県が活発な誘致運動をくりひろげた。

福岡県は明治三十四（一九〇一）年、県立福岡病院の寄付を決めて優位に立ち、県立病院の地に福岡医科大学を開くことに成功する。

日露戦争後の明治三十九年、福岡県議会は、工科大学の設置と、将来は農科、法文、理科などの各分科大学を設置することを要望して二十五万円と敷地六万坪の代金寄付を議決した。

これを受けて明治四十四年一月、九州帝大工科大学が開設され、四月には京都帝大福岡医科大学が九州帝大医科大学となった。

大正八（一九一九）年に新大学令が施行されると、九州帝大は、工科、医科二つの単科大学が学部に組織変えされ、医学部、工学部に、農学部が加わった。

法文学部は大正十三年、理学部も翌十四年に設けられ、太平洋戦争終結後の昭和二十四（一九四九）年、新制の九州大学に引き継がれる。

ちなみに、戦前の帝国大学は、内地に七校、外地に二校がつくられた。

明治十九（一八八六）年の東京を初めに、京都（明治三十年）、東北（明治四十年）、九州（明治四十四年）、北海道（大正七年）、京城（大正十三年）、台北（昭和三年）、大阪（昭和六年）、名古屋（昭和十四年）の順で開設されている。


九州に帝国大学が誕生するについては、博多の町づくりにも大きな影響があった。

その一つが、柳町の移転である。柳町は、竪町浜とよばれる、石堂川（御笠川）の河口近くにあった。

　地名のことで寄り道すると、博多の海岸一帯は、はるか天正年間の太閤町割から数百年来「〇町浜」とよばれていた。

　石堂川に面した東の竪町浜から西へ順番に、金屋町浜、浜口町浜、鏡町浜、市小路浜、萱堂浜、西町浜、芥屋町浜、西方寺浜。これを総称して大浜といったのだが、明治八（一八七五）年、大浜一丁目から四丁目までに呼称を変えた。

　しかし、年寄りたちは存命中の二、三十年もの間、呼びなれた〇〇町浜を通用させた。

　ちなみに、太宰府に住む画家の吉嗣拝山が明治二十二年十一月、原二信に出した手紙の宛名書きには、住所が

「博多大濱鏡町下ル」

と書かれている。

　さて、遊郭のあった柳町は、大浜一丁目を東に突き当たったところの右手に入り口の大門があった。大門通りの左には若葉楼、大黒楼、三吉屋、三浦楼、一新楼、右側には金玉楼、朝日楼、三ヶ月楼、酔多楼、吾妻屋、万花楼、月見楼などが軒を並べた。石堂川のそばに柳券番があった。

　時をへて、川下沿いに埋め立てた新開地に次々に女郎屋が立ち並んで、大門通りを「古町」、新開地を「新築」と呼ぶようになる。明治二十一年には芸娼妓のための翠糸《すいし》学校が数年ぶりに

開校し、式典には山中立木区長（翌年の市制施行で初代市長）や警察署長ら知名士多数が出席。大坂でオッペケペーの初公演をしたばかりの川上音二郎が里帰りして、一時間余り民権自由の演説めいたユーモア、皮肉たっぷりの講演をした。

この柳町の東側にある千代の松原に明治三十二年六月、県立病院が新築、移転した。これが柳町、遊郭の移転につながるとは、だれが予想できただろうか。

医科大学が県立病院の場所にできることが決まると、

「大学のそばに遊郭があるのは、好ましくない」

という声が出てきた。

およそ四十軒の遊郭の建物が並ぶ柳町は、大学の位置が石堂川をはさんでごく近くになるからだった。

『明治の博多記』などによると、大学の誘致を積極的に進めていた渡辺与八郎（一八六六〜一九一一）が、南西部の住吉（現中央区清川）の土地を買収分譲して、柳町をそっくり移転させることになった。さらに、大学と天神、新柳町、博多駅、千代町、北の海岸地区を通って天神に戻る電車の敷設にとり組むことになる。大学誘致、遊郭移転、電車環状線の三つがからむ、福岡市の市街地づくりの根本となる構想であった。

明治四十二（一九〇九）年七月十五日付の福岡日日新聞（現西日本新聞）に「柳町の移転」と

題した記事が出た。

「博多柳町の新柳町移転の件は、先頃来、新柳町敷地地主渡辺与八郎氏と柳町楼主側の間を熱心に奔走して仲裁の労を執りたる有志者の尽力により、一昨日に至り円満に解決した。同日午後二時市外水茶屋常磐館にて、同事件に関し双方の相談会を開き、柳町側よりは各楼主殆ど総出の有様にて出席し、席定まるや、先ず仲裁者より渡辺氏が義侠的の精神にて土地売買に関する競争者の現出せざる今日に於て、遊郭敷地内の地所を柳町楼主に限り殆ど実費額にて其の必要坪数を譲渡すべしとの意味を談じ、尚、渡辺氏も当初より主意のある所を述べしに、楼主側は従来行掛りの感情を抛ち、渡辺氏の義気を諒とし、同移転に必要なる坪数八千坪及び之が地代を八カ年賦として支払いたしとの要求を為し、渡辺氏は終に之を快諾し、茲に博多一流の手を入れ、頗る平穏無事に解決せり。之にて柳町移転問題は全く終局を結び、同町全部新柳町に移転する事になりたり」

福博電気軌道が営業を開始したのは明治四十三年三月。大阪資本による設立だった。地元資本による博多電気軌道は、開業が明治四十四年十月と少し遅れた。徐々に郡市の接続地を結ぶことになる循環線の考案者は渡辺与八郎だった。

同社は馬車軌道会社の権利を譲り受けた。取締役に渡辺ほか、邸宅の一部（天神交差点）を提供した平岡良助（社長）らがいて、監査役に原三信も名を連ねた。

重役会議のときに、薬院村法印田（今の西日本新聞社付近）から住吉村にかけての停留所名を決めるときに、平岡社長が提案した。

「渡辺さんの功労を記念して『渡辺通』にしよう」

与八郎は「それはいかん、困ります、断ります」と言い続けていたが、多数決で押し切られ、納得も承諾もしないいまま、急逝した。

紙与本店第三世当主の与八郎は慶応二年生まれ。小野派一刀流の達人で、道場の師範代をつとめた。四十四年十月にワイルス病にかかって亡くなった。四十五歳だった。

福岡市に電車を走らせる計画は、第十三回九州沖縄八県連合共進会の福岡開催が関係していた。共進会は明治四十三年三月三十一日から五月五日まで開かれている。

福岡城の外郭、赤坂門から那珂川に東西に延びるいわゆる佐賀堀（肥前堀ともいった）を埋め立て、会場用地にあてた。敷地三万坪、建築費三十五万八千六百円、出品品目は百四種、出品数約五万点、入場料は一人三銭、夜間開場のときは五銭。会期中の入場者数は九一万四四〇七人であった。（『明治の博多記』）

昭和の初め、原實の三男である寛（著者）は橋口町の家から西鉄の電車で大浜によく通った。

年の近い、いとこたちと遊ぶのが楽しみだった。石城町電停を降り、浜に背を向けて南に歩いていく。漁師の家並みを抜けていく道の先にある鉄筋五階建ての病院にたどりつく手前に遊郭があり、呼び込みの着物姿の女性が立っていて、なにやら気恥ずかしい思いをしながら歩いた。遊郭といっても、ここらあたりのはやや格下で、ほんとうの遊郭、柳町はそこから少し東にあった。

十四代と義兄弟

十三代原三信（崎次郎）とヒサの夫婦は、長男信彦と長女シゲ、次女多慶、三女ヒデの一男三女をもうけた。

十四代原三信となる信彦は、明治二十二（一八八九）年一月一日に生まれた。

明治四十二年に中学修猷館、大正四（一九一五）年に熊本医学専門学校を卒業し、柴田アサと結婚した。さらに九州帝国大学医科大学皮膚科の旭憲吉教授のもとで二年間、皮膚病学・黴《ばい》毒《どく》学を学び、大正七年から原病院の業務にとり組むことになる。

一人息子の信彦が医師として独り立ちするまで、明治の後半から大正にかけて、十三代三信は娘たちに、医業を支える二人の婿養子を迎える。

信彦の妹は、明治二十七年生まれのシゲ、明治三十三年生まれの多慶、明治三十五年生まれのヒデの三人だが、真ん中の多慶は、生後七カ月で亡くなっている。

養子の一人、原田志免太郎は明治二十九年三月、十三代の医学書生として入門してきた。高等小学校を卒業したばかりの十三歳だった。

志免太郎は明治十五年十月四日、福岡荒戸町の旧福岡藩士原田種紀とトエの四男として生まれた。独学で検定資格を取り京都府立医学専門学校（現京都府立医科大学）に入り、卒業した明治三十八年に原家と養子縁組をする。

京都の母校の府立療病院の神経精神科に医員として残った志免太郎は、明治四十三年に帰郷した。翌四十四年、大阪府立高等医学校（現大阪大学医学部）で梅毒の治療薬サルバルサンの講習会に参加し、原病院で使用をはじめた。明治四十五年二月には、福岡県立福岡高等女学校（現福岡中央高校）を卒業していた十八歳のシゲと結婚した。志免太郎、二十九歳のときである。

志免太郎は、原病院の皮黴《ひばい》科の責任者をしつつ、伝染病研究のため、福岡市立荒津伝染病院に通った。そのときに九州帝国大学医科大学助教授の北村勝蔵と出会った。

この縁で大正五（一九一六）年、北村が故郷の静岡で開業するために帰郷する際、同道し内科医としてはたらく。信彦が熊本医学専門学校を卒業した年であった。

大正八年には、東京市上野鶯谷の国柱会館内にできた「師子王医院」の医師となって上京した。ところが、大正十二年の関東大震災で被災し、廃院となったため、翌十三年、八年ぶりに博多に帰った。

志免太郎、シゲ夫婦が五歳の安彦、三歳の玖邇子との親子四人で落ち着いたところは、三信が明治三十六（一九〇三）年に姪浜に開いていた原病院分院である。

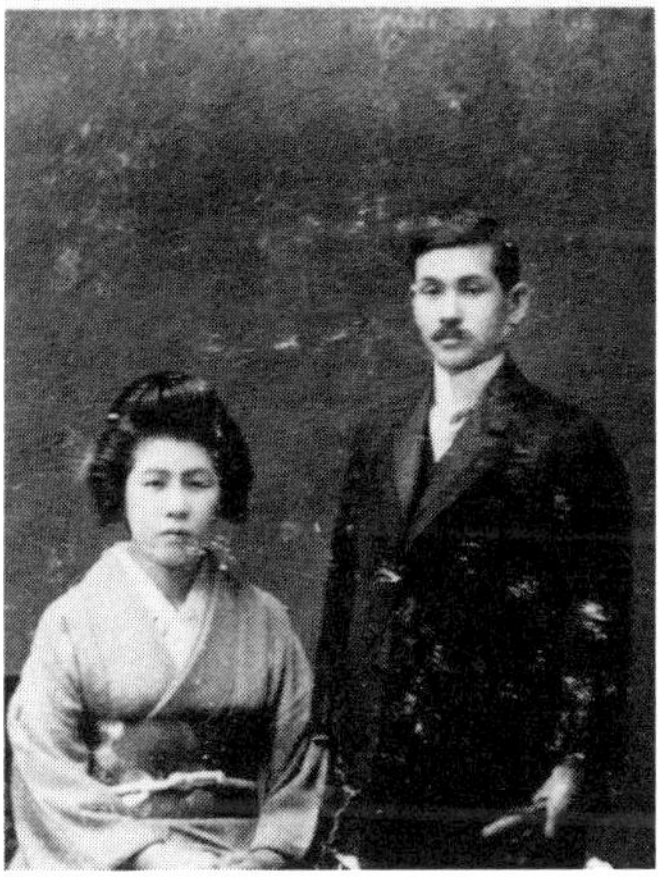
志免太郎とシゲ

旧知の北村の紹介で九州帝国大学医学部の衛生学研究室に研究生として入ると、寄生虫の研究で知られる教授、宮入慶之助（一八六五～一九四六）の勧めで、灸《きゅう》の研究に取り組むようになった。結核に感染したウサギに灸をすえると抵抗力が増すことをつきとめた論文が認められ、昭和四（一九二九）年、日本ではじめての「お灸博士」となった。

この年夏ごろ、志免太郎は東中洲にあった古川写真館の建物を借りて開業する。

古川写真館は、福岡藩の藩命を受け、長崎で写真技術を学んだ古川俊平（一八三四〜一九〇七）が開業したところである。

写真を家業とした古川家は、幕末、維新で辛酸をなめた点で藩医の原家と共通する。医業の原家とも浅からぬ縁があるので、少し古川家の人々にふれる。

古川俊平は、藩が安政三（一八五六）年に東中洲に設置した精錬所に勤務し、ダゲレオタイプ（銀板写真）の画像描出の試験などにとり組んだ。研究のため、藩命で長崎に派遣され、オランダ海軍の軍医ポンペや、イギリス軍艦の写真師ロッシールに教えを受けた。

明治維新後、福岡藩が太政官札や二分銀、一朱金、銀・銅銭と多種の贋金《にせがね》を作り、北海道での物資買い付けと正金銀の交換に使った。俊平も職務としてかかわらざるを得なかった。

「他藩もやっていることだ」

とたかをくくっていたが、明治三（一九七〇）年、行状が明るみに出て関係者が処罰され、佐幕派だった人材も失われる。

藩主黒田長知は、県知事を降ろされた。実務の藩士は五人が庶民に降格され斬首、主犯格の財務担当は獄中で病死、一人は発狂し自宅に牢居、徒刑三年以上が五十人、俊平ら事件への関与を自訴した者は、東京佃島で二年半の刑に服した。

士分を失い平民となった俊平は三十八歳だった。明治七年、四十一歳で自由の身になると、

放免されたその足で元藩主黒田長溥邸に立ち寄った。長溥は労をねぎらいながら、

「私の写真機材が藤野良泰（蘭方産科医）のところに預けてあるので、それを使って生計を立てるがよい」

と、告げた。

古川俊平は福岡に帰り、藤野から写真機を受け取って翌年春、大工町で写真業を開業し、年末には博多川河畔に洋風の「古川写真館」を新築し、大いに繁盛した。長女タキは有田新太郎と結婚。新太郎が養子となり、震次郎と改名して写真館を継いだ。

俊平の長男俊は医師となり、修猷館中学を卒業後、藩精錬所跡を仮病舎として発足した福岡病院に勤務した。さらに東京大学医学部別科を卒業後、朝鮮・仁川の病院業務を経て明治二十一（一八八八）年、福岡県立病院の外科に就任した。

震次郎夫婦には子がなかったので、俊の次男成俊が震次郎の養子に入り、写真業の本家を継いだ。

成俊は、東京美術学校（現東京芸術大学）で写真科を専攻、東京写真短期大学（現東京工芸大学短期大学部）教授となって写真の発展につくした。娘二人はそれぞれ家庭をもち、写真業の家としては成俊で終えた。

成俊が美術学校の写真学生だったころだろう。大正十（一九二一）年六月、原病院を訪ねた

ことを記した手紙が『日本一長生きした男』に紹介されている。
十三代三信が志免太郎夫婦にあてたものである。

本日正午半の汽車にて　古川君無事帰着つかまつり候
予定の事に候えども　山陽九州方面は三拾有余年来の
大雨にて徴兵検査当日に帰り得るや否につき苦心候
一層安心つかまつり候　そのうえ色々贈物万感胸に塞り候
ただ今好物のウィスキーにて　精神活発とあいなり候
安彦快気のよし何よりめでたし　実は今夜とまりにてまだ知らず候
殊に箱入の菓子は美味にて候　予も昨年来の失敗にて候
意気然く消摩せしも頃日は　年を自覚するところあり
自ら慰めおり候　左の歌またその一つ中

誰も見よ満つれば　やがて欠く月の　十六夜の空や　人の世の中
あすありと思ふ　心のあだ桜　夜半の嵐のふかぬ　ものかは
順なれば　日上乾坤曜　雲収山岳青

修養と保事に多少　おのれにかつと云う自覚いたし候
本月末は小使の多し　差し送るべく候
父より
六月二十日午后十時認む
志免太郎
滋子どのへ

文面から推測すると、「古川君」（成俊）が、豪雨の中、博多に帰り着き、志免太郎からの土産（箱入りの菓子など）を持参した。そのお礼と、孫の安彦の健康回復を知って安心したという内容である。古川成俊は東京で志免太郎の家に寄り、土産をことづかったのだろう。三信は、病院の当直部屋で好物のウィスキーグラスを傾け、気分が良く、即興の歌三つを詠んでいる。

古川俊平は、十二代原三信（蘇仙）より二歳上。

古川俊は、十三代原三信（崎次郎）より三歳上。二人とも医師である。

明治三十三年生まれの古川成俊は、志免太郎より十八歳下になる。

それぞれの世代で交流があったことだろう。

古川俊の長男俊勝も医者となり、戦後、初代大分県医師会長に選ばれる。俊勝の長男俊隆も医業を継ぎ、その息子の俊治は医師、弁護士となったあと、平成十七（二〇〇七）年から参院議員（埼玉県選挙区）をつとめている。

話を原家の志免太郎に戻そう。

古川写真館の建物で開業した志免太郎は、結核患者をはじめ、神経衰弱、心臓病、膀胱カタル、婦人病、脚気、梅毒、淋病、胃腸病、神経痛、夜尿症、糖尿病、高血圧症などの患者とその予防に灸をもちいた。昭和八年、その臨床例をまとめた「萬病に効くお灸療法」を出版した。昭和十年には、灸科を診療科目として内務大臣の許可を得ている。漢方医学が制度上は排除されていた当時としては、きわめて異例のことだった。

もう一つのユニークな研究は、ホタルである。

福岡市東部の香椎に結核患者の病室「養寿報告園」を建てたところ、ヘイケホタルが舞うのに気づいて、養殖をはじめた。ホタルが日本住血吸虫病の中間宿主である「宮入貝」を食べることを知っていたので、病気撲滅のためにと養殖に力が入った。ホタルの幼虫を香椎川はじめ、福岡城の堀、多々良川、室見川など市内の川に放流し、「ホタル博士」とよばれるようになった。

昭和十八（一九四三）年に戦局の悪化のため、東中洲の内科医院を閉じ、香椎に疎開した。戦後、医療法人明錬会香椎原病院を開業した。

院長職を長男安彦に譲った後も聴診器をもち、百歳の誕生日に『新しい灸学』を出版。百四歳まで、灸の治療をする医師をつづけた。平成三（一九九一）年六月十八日、自らが名誉院長を務める福岡市東区の香椎原病院で亡くなった。百八歳で男性長寿日本一だった。

原家のもう一人の養子は、佐野實である。

實は、静岡県君沢郡中郷村（現三島市）の旧士族、佐野孫七の四男三女の末男として生まれた。明治二十八（一八九五）年暮れに生まれたが、翌二十九年一月二十八日に村役場に届け、戸籍上はこの日が生年月日となった。

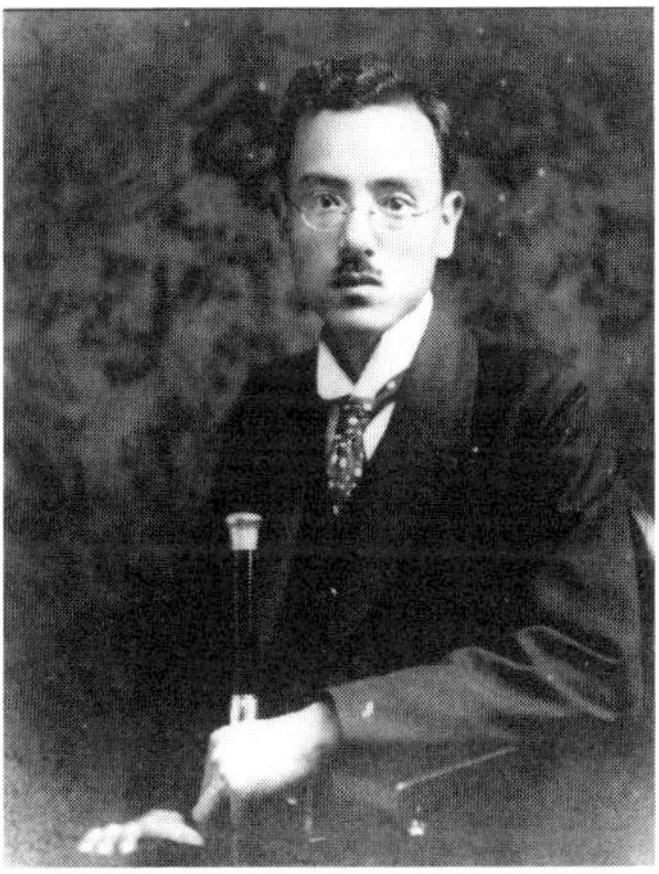
ベルリン留学から帰国したころの實

村の小学校を卒業後、東京にいた長兄会輔をたよって上京。ドイツ語教育で知られていた独協中学、第一高等学校（現東京大学）へと進んだ。

一高在学中に、日蓮宗の国柱会に入信した實は、大正六（一九一七）年、国柱会の講師をつとめていた志免太郎と出会った。

實は、すでに両親を亡くし、親代わりの長兄会輔に学資を出してもらっていた。

医師を志望する十三歳下の實の才能を見こんだ志免太郎は、そうした家庭の事情をきくと、原三信が優秀な医師を育てるパトロンをしているという話をして、即座に九州行きを勧めた。

「原病院をたよって、博多に行きなさい」

三信は、志免太郎から話を聞いて、将来は實を養子に迎え入れることも視野に入れていた。實の実家が士族で、子だくさんの地主だったこと、實の面倒をみている十歳上の兄が有望な軍人（のちに陸軍中将となる）であることも調べていた。

實は、三信と志免太郎の期待にこたえるように、当初希望の東京帝国大学から進学先が変わり、三信のもとから九州帝国大学医科大学に通うようになった。

小児科医をめざして勉学に励む實の生活態度とまじめな人柄にほれこんだ三信は、在学中の大正八年五月、三女ヒデの婿養子に迎えた。

實が小児科医を志したのは、乳幼児の死亡率の高さを憂えたからだった。志免太郎が大正元年から同六年にかけて、長男と、双子の長女、次女を次々に亡くしたことを知っていたし、自身も大正十年にはじめて授かった男児、晋を生後わずか四日にして失う悲しみを体験していた。

同年、大学を卒業し、そのまま大学に残り、浜の町（福岡市中央区）に住居を構えた。

大正十三年、長女みどりの誕生を見とどけた後、ドイツのベルリン大学留学に旅立った。帰国後に三十歳で医学博士の学位を取得し、昭和二（一九二七）年から、九州帝大医学部の講師を勤めた。

ところで志免太郎と實は、日蓮宗の「国柱会」に入信していた。

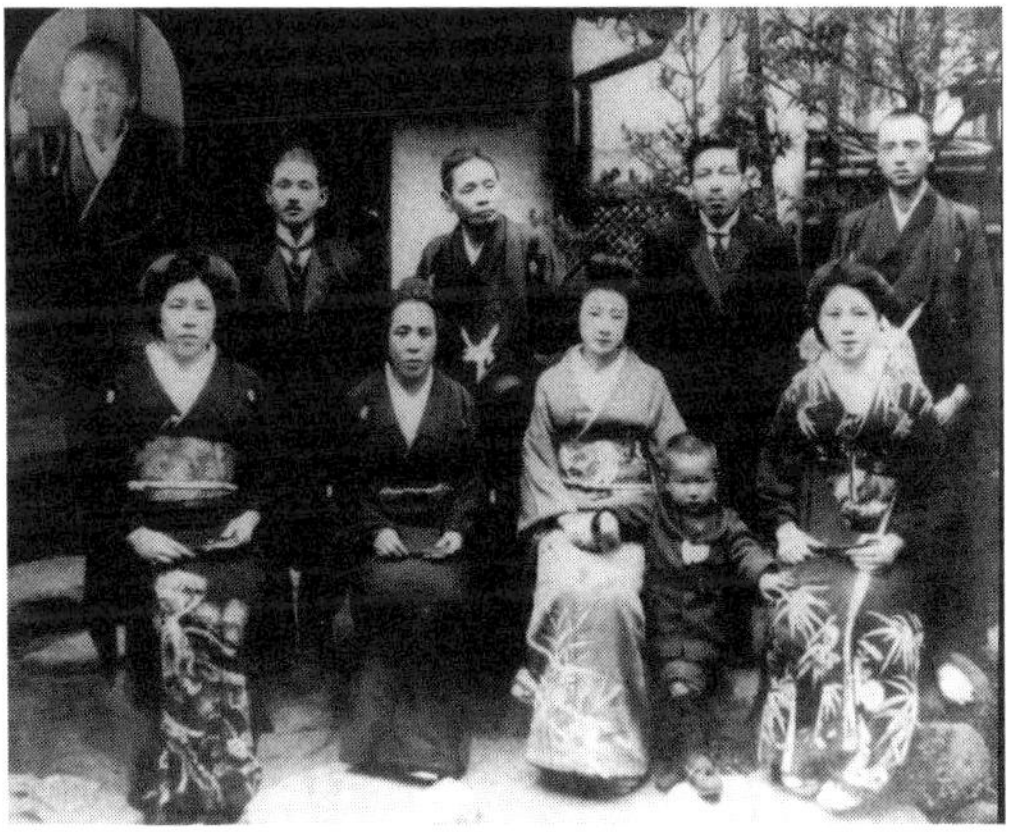
右から、實とヒデ、十四代（信彦）とアサ、十三代（崎次郎）とヒサ、志免太郎とシゲ。円内は十二代の妻アサ

志免太郎は明治三十六（一九〇三）年、医学を学んでいた京都で、「立正安国会」という教団を主宰していた田中智学（一八六一〜一九三九）の説法で、日蓮の仏教思想に接した。日蓮宗はこのころ、元寇記念碑建設をめざしながら日蓮の銅像を福岡市の千代の松原に建立する運動を進めていた。

この運動は、明治十九（一八八六）年、清国の北洋艦隊が長崎に寄港したとき、市街地で水兵の暴動があり制止する警官との双方に死傷者を出した事件もからんで、ナショナリズムも加わっていた。亀山上皇と日蓮の二つの像は、明治三十七年十一月、福岡市の東公園で除幕されている。教団は大正時代に入って「国柱会」と改名した。

大正六（一九一七）年、實は、国柱会の縁で志免太郎と知り合ったのだが、三信も實の婿入りをきっかけに入信している。

志免太郎と實は、實が婿入りする条件として、原家の宗派を浄土宗から日蓮宗に変え、国柱会に入ることを勧めた。二人は断られるだろうと思っていたところ、三信は、

「そんなことは、たやすいことだ」

と、あっさり応じた。

ただ、ヒデは後に、改宗したことを悔やんでいたという。


三信は一日の仕事を終えて、床につく前に晩酌をたのしんだ。

晩年になって、糖尿病をわずらっていたが、大正十年、持病の胆石によって、悪寒や発熱に襲われた。

そして大正十一年三月十七日、妻や子にみとられて亡くなった。五十九歳であった。

遺体は、茶毘《だび》に付され、一週間後の三月二十四日、小雪の舞うなかでおごそかに葬儀がいとなまれた。病院の隣接地にテントを張り、志免太郎らの勧めで入信した国柱会の導師を迎えてとりおこなわれた。

三信は、七言絶句の漢詩をつくり、病院の傍らに詩碑を建てている。先祖の苦労をしのび、威光を後世に引き継ぎたいという気持ちがにじんでいる。

隻手支来家運傾　（隻手《せきしゅ》支え来たって家運傾く）
励精勤苦致安貞　（励精勤苦《きんく》安貞を致す）
余光耿々及今日　（余光耿々《こうこう》今日に及ぶ）
須記子孫先考名　（須《すべか》らく記せよ子孫先考《せんこう》の名）

この詩は、一家の悲運をかみしめることから始まっている。

先祖代々の医業を「隻手」（片手）で支えることになり、家運が傾いた、と。

十三代三信には、磯熊という兄がいたが、明治十三（一八八〇）年九月に急逝した。当時十七歳だった三信より二、三歳年長で、医学の修業先での客死だった。

志免太郎によると、

「二男の崎次郎が三信の名を継いだ理由は、医学修業中の兄が脚気衝心症で客死したためである。その墓標の文字は井上侃斎先生の揮毫によるもので、合葬前には祖父の墓とならび建てられていた」

四十四歳の父蘇仙、四十二歳の母アサにとっては、二十歳前後まで育て上げ、ほどなく医家の柱になってもらえると期待した矢先の急逝であった。

十三代の下には、十一歳のフサ、三歳のユキという妹二人がいたが、両親はじめ家族の落胆と悲しみは、いかばかりだったか。この三年後の明治十六年には弟保彦が生まれたが、やはり十九歳の若さで亡くなっている。

十三代にとって、医業をともに支えるはずの兄弟を失い、悲しみを越えてひたすら励み、まことをつくしてきたとの感慨があった。

あらためて思うのは、輝かしい先祖のおかげで、病院の今日の繁栄があることである。だから、いつまでも先祖の名を心に刻んで生きてほしいと、子孫に呼びかけている。

第六章　大戦

極楽寺の人魂

第六代原三信が葬られた極楽寺は、かつて福岡市の極楽寺町《ごくらくじのちょう》にあった。寺の名がそのまま町名になっていた。

いまは中央区天神四丁目となって、寺は跡形もない。

ファッションビル「ミーナ天神」のコーヒーショップは、老いも若きも入り交じってにぎわう。北隣のダイエーショッパーズとのビルの谷間に出ると、極楽寺があったころの門前と同じ位置と方向にまっすぐな舗道が延びていて、この細い道筋だけが、むかしのなごりをとどめている。

大通りに路面電車が活躍していたころは、対馬小路《つましょうじ》から那珂川を渡って天神に向かう線路が渡辺通へと左に大きくカーブをえがいた。その急カーブの線路に面して極楽寺の境内があり、広い墓地が見えていた。

夜になると、この墓地にしばしば青白い人魂があらわれたそうだ。

「電車が走りよる時に、ポーッと出てくるくさ。カーブを運転しとるときにたまがって、危なかけん、何とかして下さい。ご住職、頼んますばい」

電車の運転手から、苦情とも陳情ともつかない懇願を受け、住職は首をひねった。

「やはり、亀姫さまだろうか」

という思いがふと胸をよぎるのだった。

亀姫は、筑前の初代藩主・黒田長政（一五六八～一六二三）の娘で、赤穂藩主、池田輝興の正室になったあと、正保二（一六四五）年、三十歳の時に藩主自らの手で殺害された。黒田家譜はこのときのことを「輝興乱気せられ内室殺害に遇たまふ」と記している。江戸の屋敷で殿様が突然、乱心し、妻を斬り殺したのだという。

長政の子、第二代藩主忠之（一六〇二～五四）は、妹の墓所を定めた極楽寺に、住吉村の寺領五十石を与えた。それまで極楽寺は山号を果還山《かげんさん》と称していたが、亀姫の戒名、清光院《せいこういん》をとって清光山と改めた。院号を果還院《かげんいん》とし、清光山果還院極楽寺と呼ばれる。戦後、福岡市南区に移転した。

もともと極楽寺は、小早川隆景（一五三三～九七）が筑前国の領主となり、博多湾の東寄り

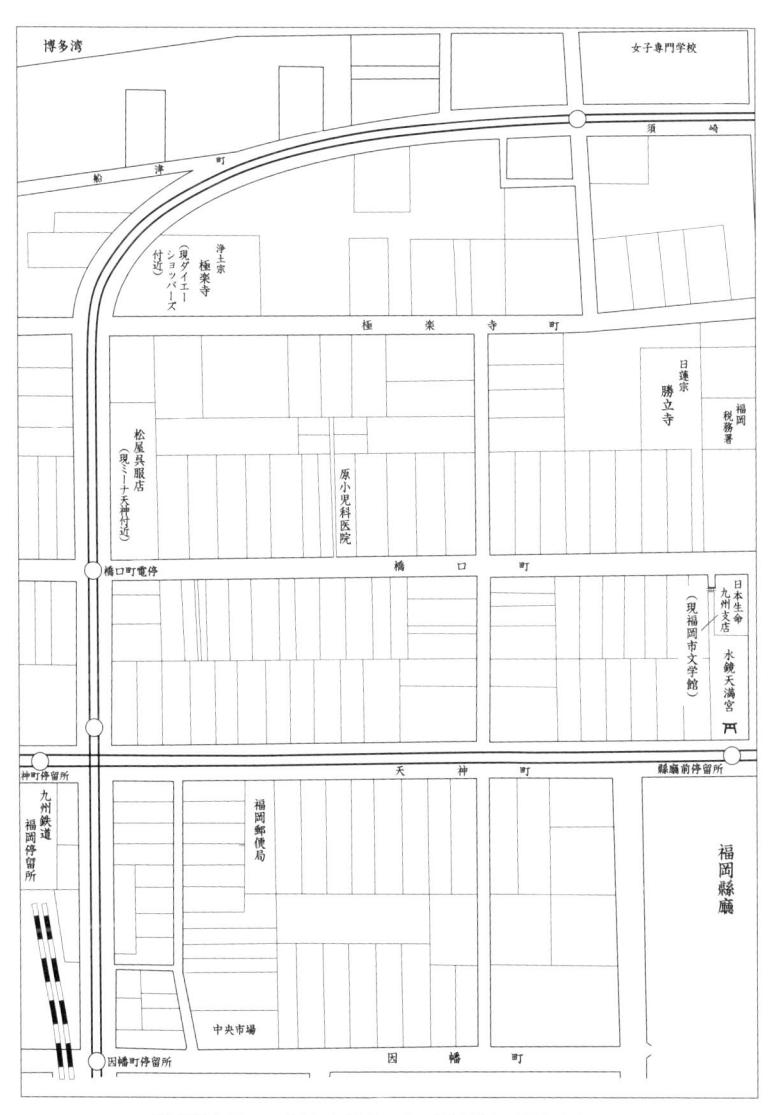

電車通り沿いに極楽寺があった天神周辺＝昭和六年ころ

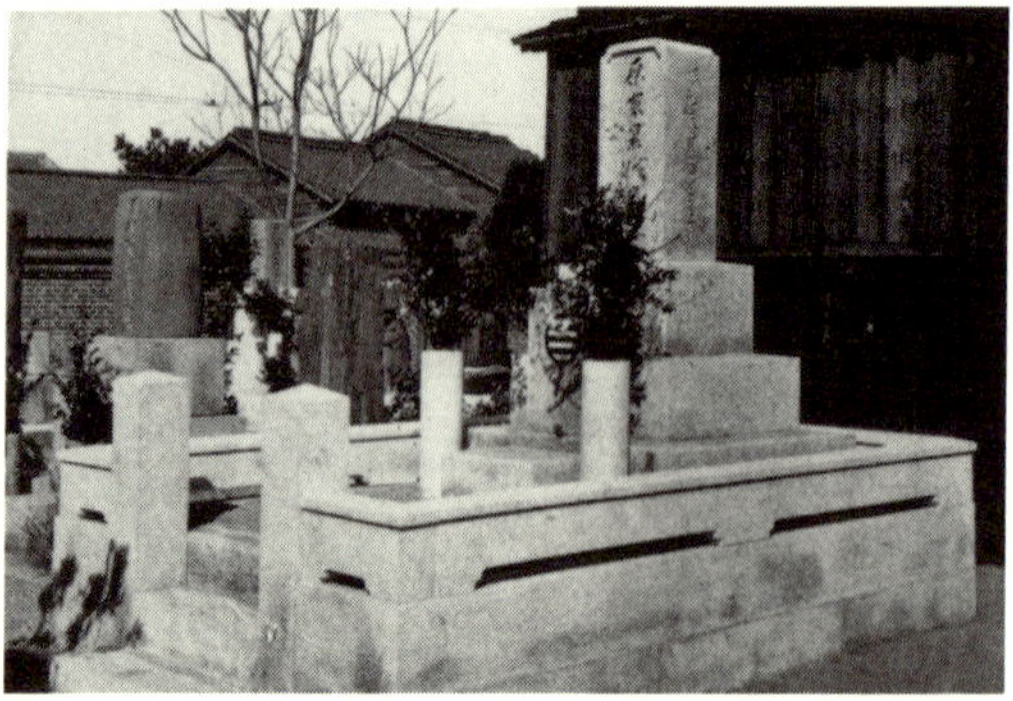

消失前の極楽寺にあった原家の墓

にある名島に開いたのが始まりという。当時は水軍の備えをかまえた立地で、東、北、西の三方が海に面した要害であり、南方が陸地であった。

その後、関ヶ原の戦功で新たに領主となった長政は、名島城の城下がいかにも狭いと感じて、城郭の適地を名島より南西に二里ほど入った福崎の地に決めた。

この時に極楽寺も那珂川を越えて今の天神に移った。

明治四十四（一九一一）年になると、博多電気軌道の路面電車を走らせるために、線路用地として境内地を提供したので、墓地の改合葬もおこなわれた。

それやこれやのいきさつもあったから、電車道に人魂が出たといえば、不幸な最期をとげた姫の迷える魂ではないかと、ひそかに言う人もいたのである。

この極楽寺の過去帳に、原家代々の先祖も記録されている。

延宝七（一六七九）年に原家として初めて、戒名の記載がある。

了月譽覺　八月廿四日　原三信忰　金之助

「金之助」は、六代三信の息子のようだ。

その次に記されているのは、元禄十七（一七〇四）年、

嶺陽院殿本譽良源　正月廿五日　原三信母

続いて、正徳元（一七一一）年、

天真斎本源自性居士　八月十九日　原三貞父三信　元弘

とあり、六代三信元弘とわかる。

「三貞」は六代の息子であろう。七代三信を襲名する前の名は「三貞」だったことがわかる。

これ以後、戒名に「三信」の文字をおりこんでいる人がつづく。この人たちが原三信を襲名したとみて、歴代三信の没年を列記する。

三信宗覺居士　享保十二（一七二七）年　七代
三信常具居士　安永八（一七七九）年　八代
救療院現譽三信道意居士　寛政九（一七九七）年　九代
道元院入譽法海三信居士　文化十三（一八一六）年　十代
得證院入譽是法三信居士　天保十三（一八四二）年　十一代
安立院樂譽三信居士　明治二十七（一八九四）年　十二代
宝渚院即到日信居士　大正十一（一九二二）年　十三代
順正院淨信日三居士　昭和三十一（一九五六）年　十四代
智信院厚誉人慧澄和居士　平成十二（二〇〇〇）年　十五代

先代の死去から当代の死亡までの年数を単純計算すると、次のようになる。

七代　十六年　一七一一〜二七
八代　五十二年　〜七九
九代　十八年　〜九七
十代　十九年　〜一八一六

十一代　二十六年　～四二
十二代　五十二年　～九四
十三代　二十八年　～一九二二
十四代　三十四年　～五六
十五代　四十四年　～二〇〇〇

このいわば「襲名可能期間」は、平均すると三十二・一年。

長い方では、八代と十二代がどちらも五十二年、次は十五代の四ー四年である。ただ、実際に三信を名乗った期間とは、必ずしも一致しない。

先代や当代が「隠居」して襲名すれば、長くなったり、短くなったりするからだ。

ところで、極楽寺にある過去帳の記録は、元和年間（一六二五～）から始まっている。

一方、初代原三信は、初代藩主、長政のときに藩医として仕え始めたとされているが、延宝七（一六七九）年に「金之助」のことが過去帳に書かれるまでのおよそ六十年間、原家に関する記録が見当たらない。このことは、それより前は墓所がよそにあって、ある時期に転居してきたことを示唆している。

この時代、藩士の転居はどんな場合があったろうか。

現代のサラリーマンに置きかえてみると、転居には転勤がつきものである。藩主や世子には参勤交代があった。藩士の転勤としてありうるのは、一つは江戸、大坂、京都の藩邸勤めがあるが、本国の家や墓地を移す理由にはなりにくい。

もう一つ、福岡藩の場合、本支藩間の異動がある。

福岡藩には、秋月藩と東蓮寺藩（のちの直方藩）の二つの支藩があった。

享保四（一七一九）年、黒田継隆が直方藩から迎えられて六代藩主になったとき、直方藩は廃止されて、藩士は本藩に移り、藩士の宅地を西新（現福岡市早良区）に集めたことがある。

また、延宝五（一六七七）年、直方藩の三代藩主・長寛が本藩の養嗣子（のちの四代藩主綱政）となったときに、領地を本藩に戻した時期があった。

原三信家の墓地についても、こうした変動が関係しているかもしれない。

福禄壽帖

「福禄壽帖」と題した折り本がある。

布張りの表紙は、雪の結晶を文様にした日本の「雪輪」のように、アジアの雰囲気のある色と文様である。浅葱色（ターコイズ・グリーン）と真鴨色（ティール・グリーン）の中間的な色あいであり、シルクロードを経てペルシャから中国に伝わったデザインを思わせる。

十五代原三信（和彦）から福岡市博物館に寄贈されているこの折り本には、福岡にゆかりのある著名人十五人が書や絵、歌などを寄せている。

顔ぶれをみると、共通するのは、明治時代までに生まれ、昭和の前半に亡くなっていることである。それぞれの活躍が世の中に知られる時期は、おおむね大正から昭和の初期が中心の人たちである。第二次世界大戦後の死亡者は六人。六割の九人は終戦前に亡くなっている。

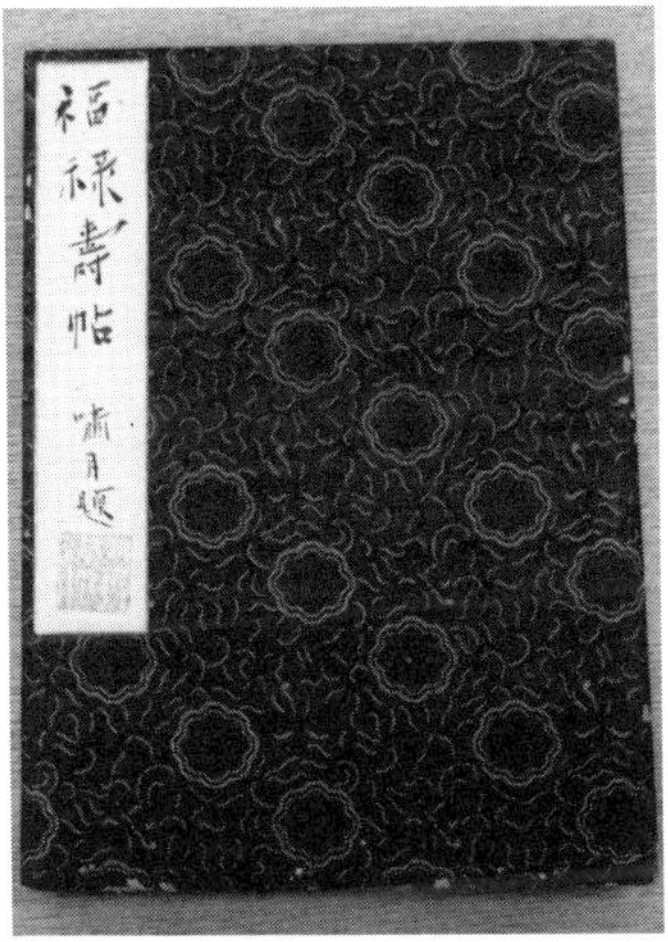

「福祿壽帖」（福岡市博物館所蔵「原三信資料」。以下206～211ページの写真は「福禄寿帖」より）

題字を書いたのは、末永節《みさお》である。末永は、頭山満、宮崎滔天らと孫文の辛亥革命を支援した。篆刻、漢詩をよくして「狼嘯月」と号し、この「福祿壽帖」の題字にも「嘯月」と記している。

書画を収めた時期は昭和初期ころで、十四代原三信（信彦）の現役時代にあたる。

十二代の蘇仙は明治二十七年、十三代の崎次郎は大正十一年に亡くなっている。

書や絵のほとんどは、見開き二頁をつかっているが、一部片側の一頁に収めているものもある。はじめから順番に紹介する。

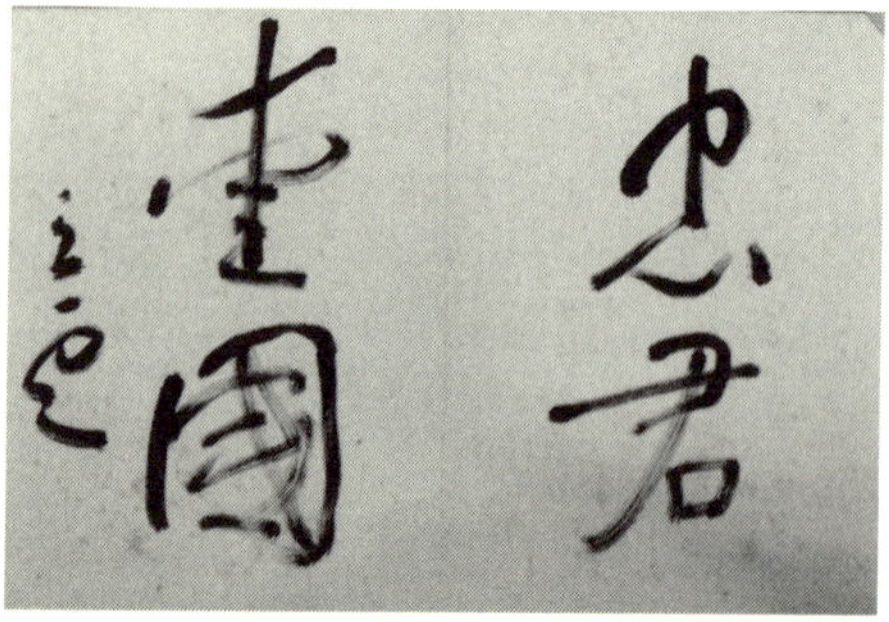

頭山満「忠君愛国」

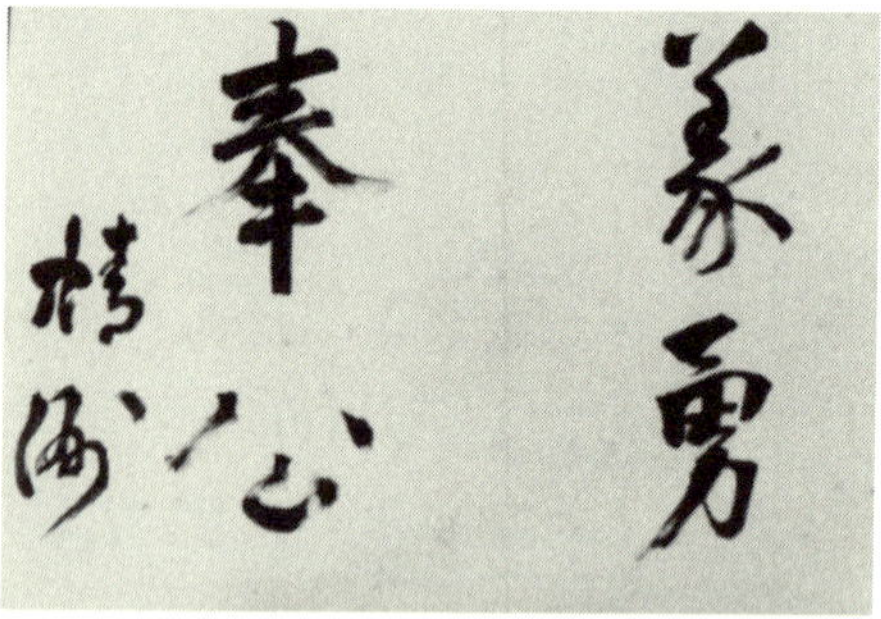

立花小一郎「義勇奉公」

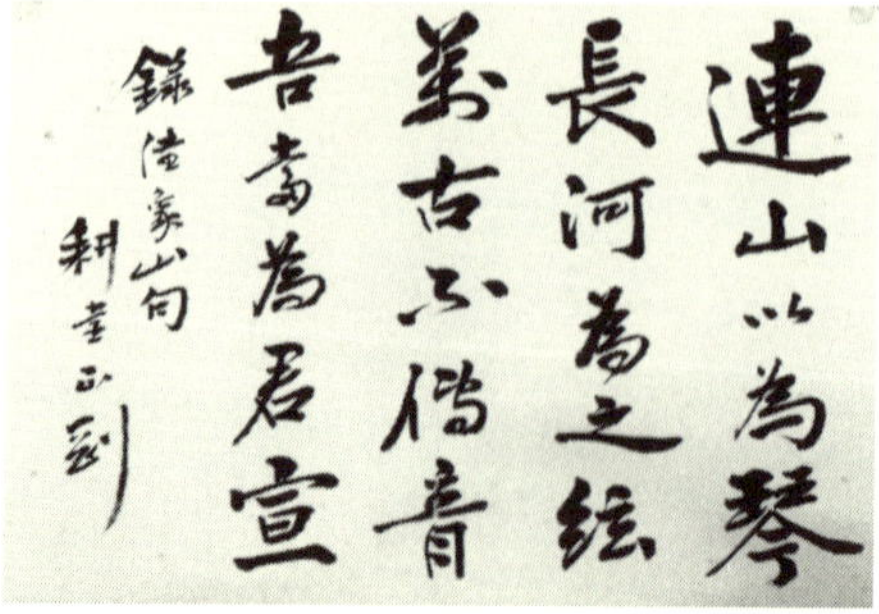

中野正剛
「連山以為琴　長河為之絃　万古不伝音　吾当為君宣」

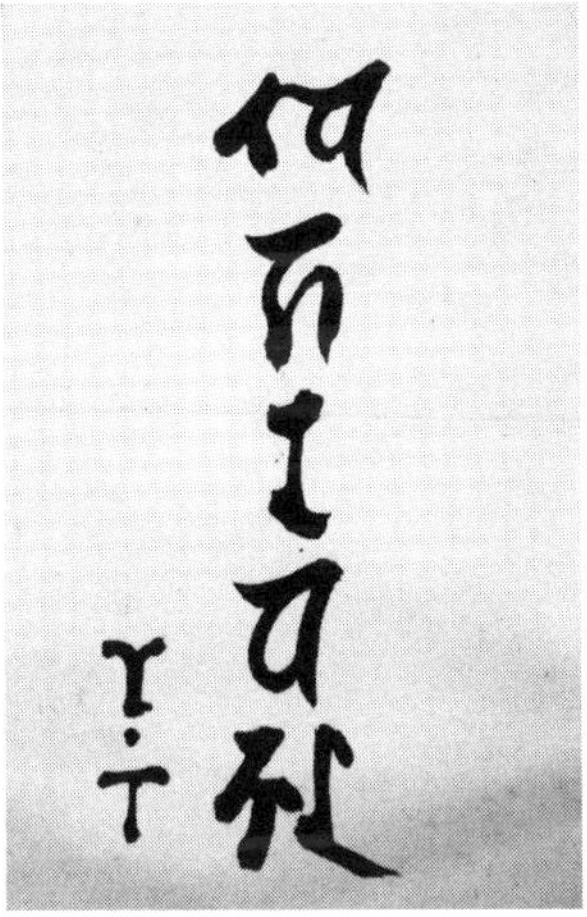

豊嶋與志雄　梵字「キャ・カ・ラ・バ・ア」。
意味は「地・水・火・風・空」

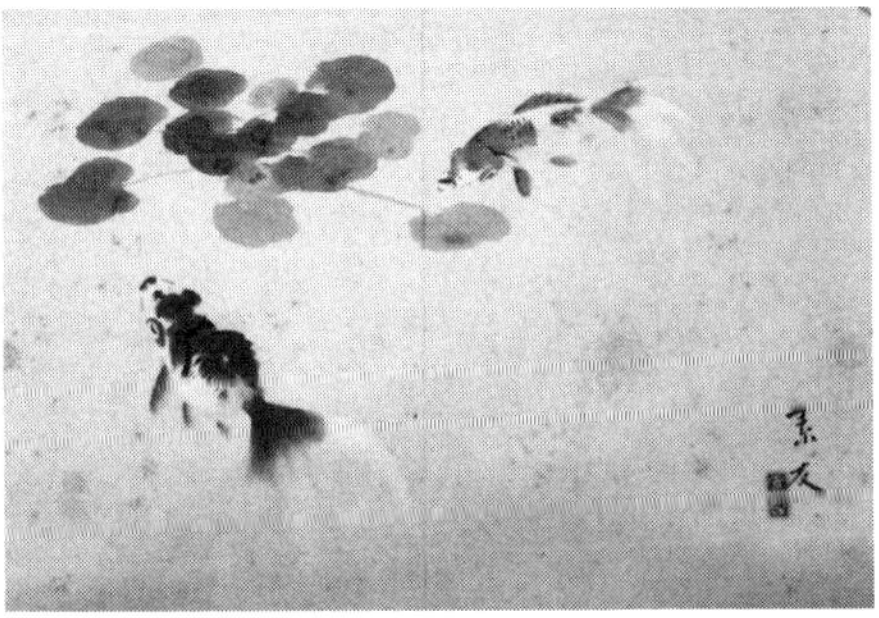

今中素友　金魚の絵

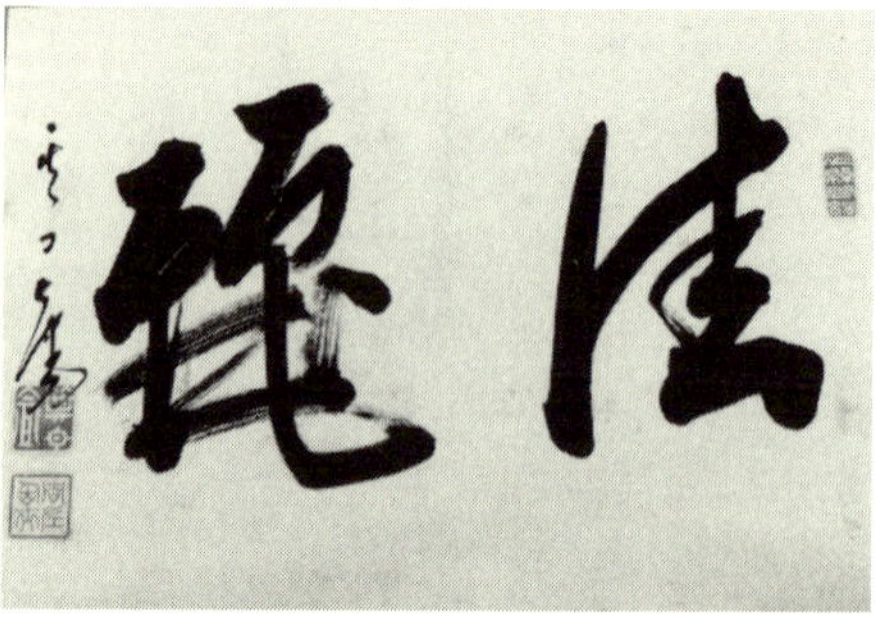

杉山茂丸「清麗」

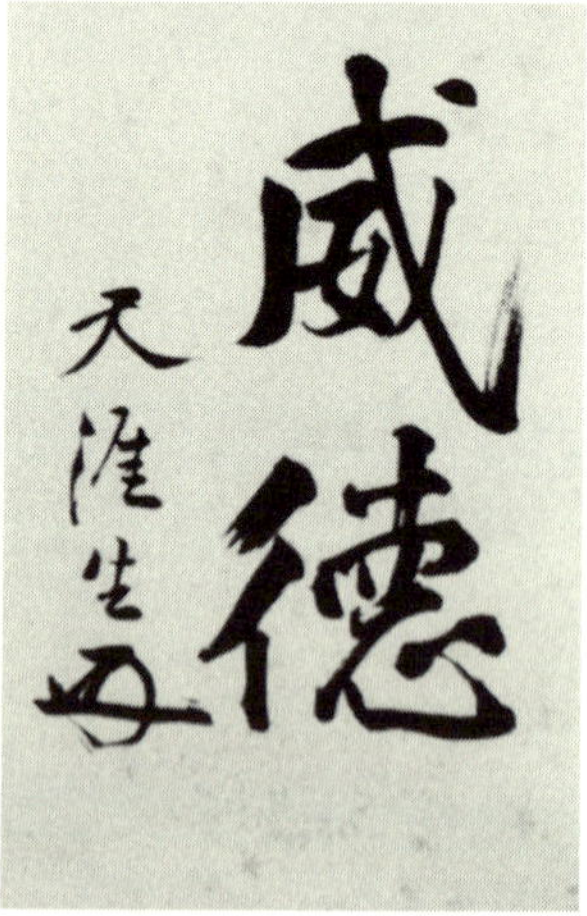

尾野実信「威徳」

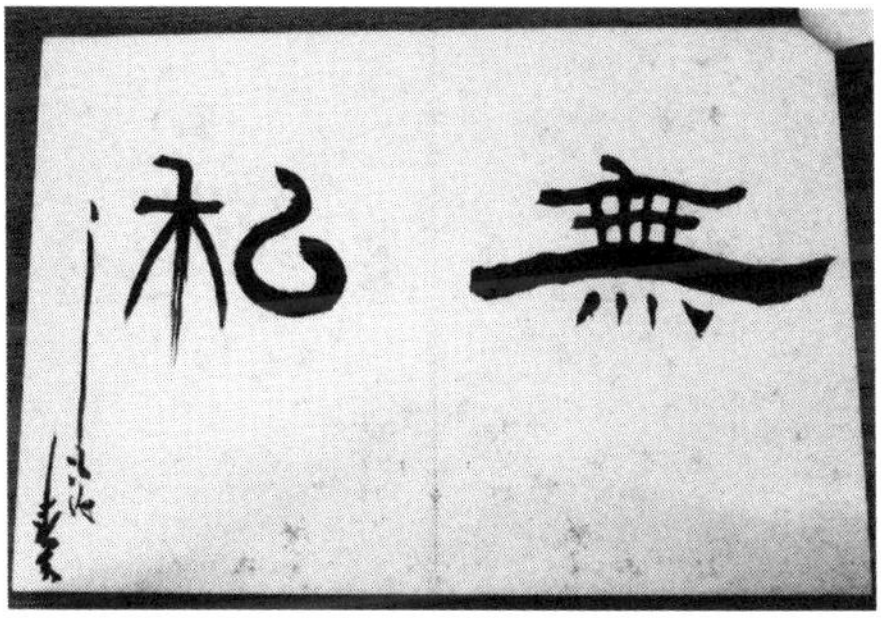

下位春吉「無私」

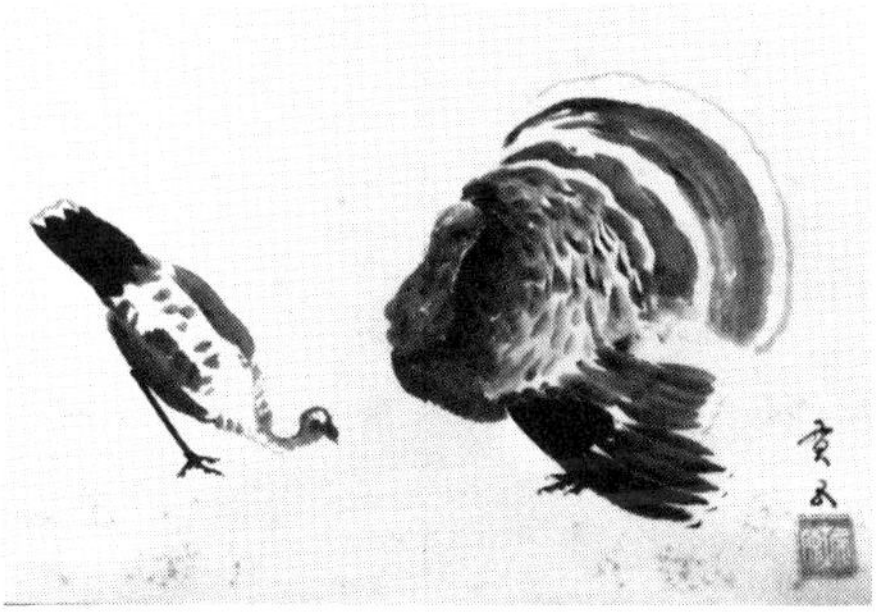

梶原貫五　七面鳥のつがいの絵

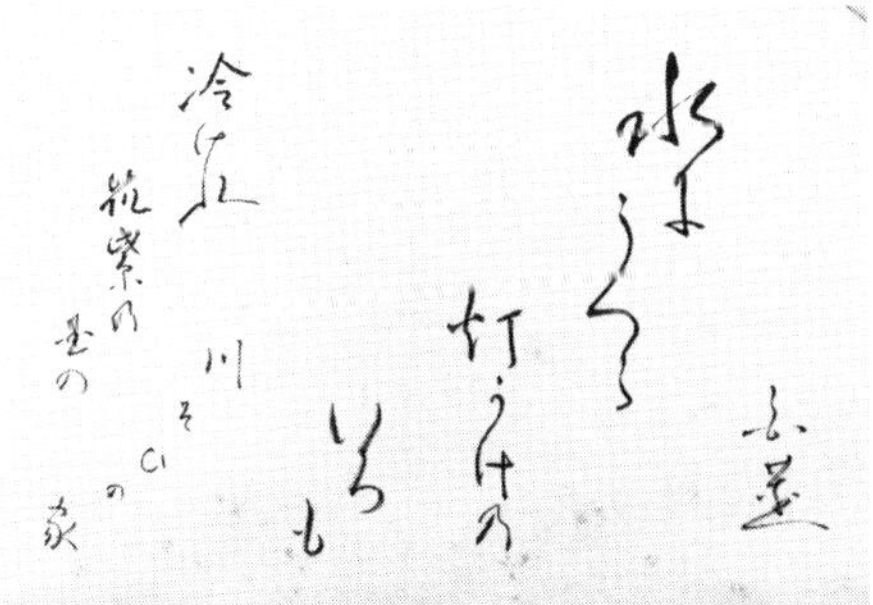

柳原白蓮
「水にうつる灯かけのいろも冷けれ筑紫の国の川そひの家」

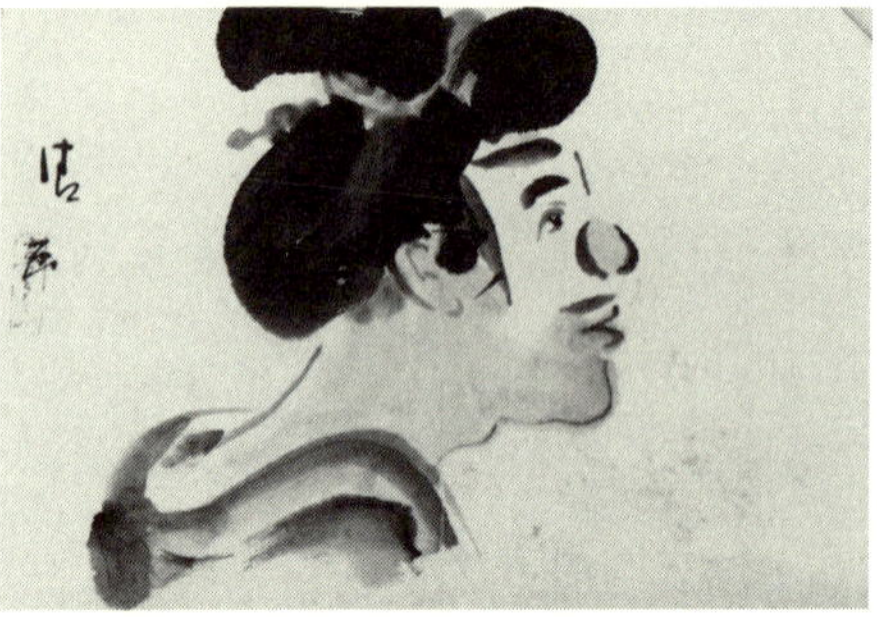

小早川清　人物画

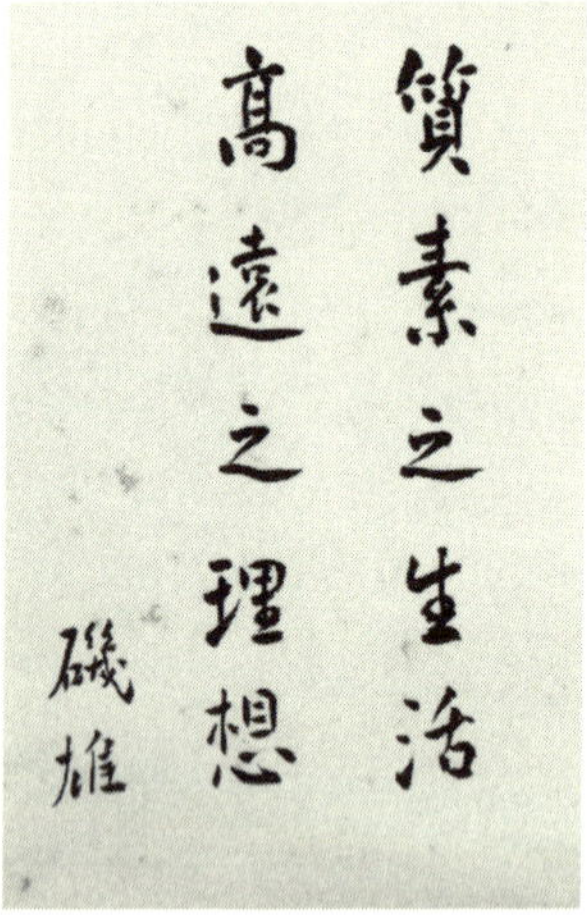

安部磯雄「質素之生活　高遠之理想」

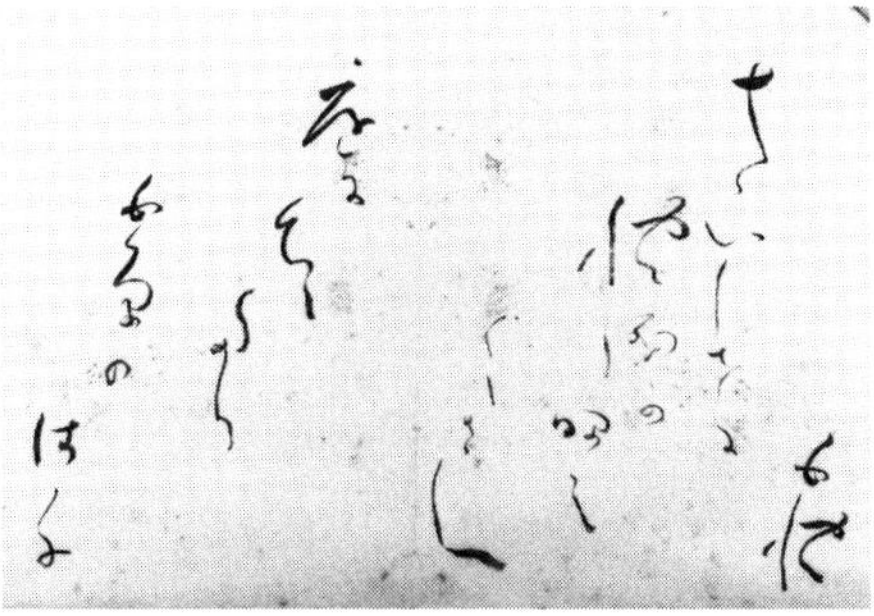

北原白秋
「さびしさに秋成か書よみさして庭に出てたり白菊のはな」)

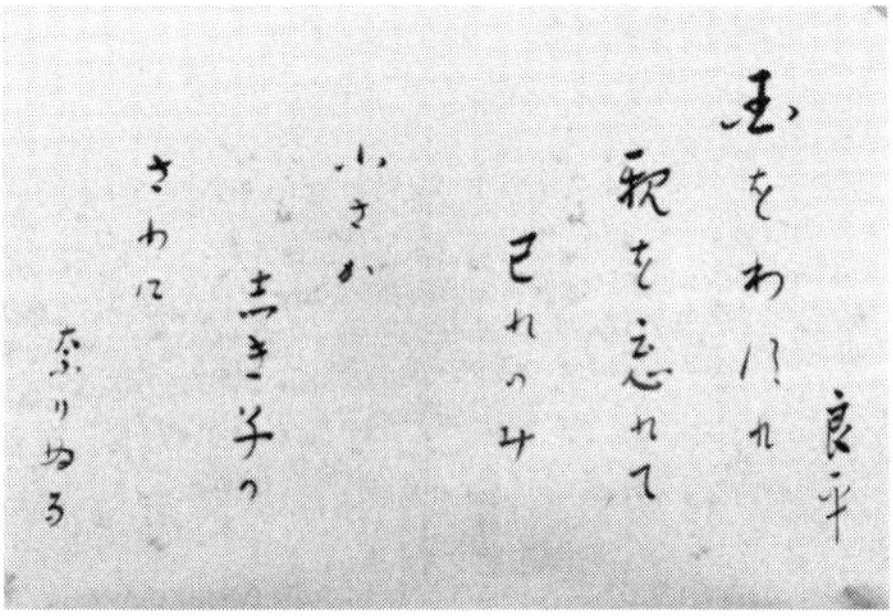

内田良平
「国をわすれ親を忘れて己のみこざかしき子のさわになりぬる」

いずれも個性の豊かな筆跡である。
この十五人を生まれ年の順に並べなおし、略歴をそえると、その時代の政治や経済、社会の空気がつたわってくる。

頭山　満　安政二（一八五五）～昭和一九（一九四四）
自由民権運動から国権派に転じた政治結社「玄洋社」の総帥。大アジア主義を提唱。

立花小一郎　万延二（一八六一）～昭和四（一九二九）
陸軍大将。関東軍司令官など歴任。福岡市長、貴族院議員。

杉山　茂丸　元治元（一八六四）～昭和一〇（一九三五）
政治運動家、実業家。長男は作家の夢野久作。

安部　磯雄　元治二（一八六五）～昭和二四（一九四九）
社会主義運動家。「日本野球の父」。早稲田大学野球部の創設者。

尾野　実信　慶応元（一八六五）～昭和二一（一九四六）
陸軍大将。日清、日露戦争で出征、関東軍司令官など歴任。

末永　節　明治二（一八六九）～昭和三五（一九六〇）
政治運動家。「大陸浪人」を自任した。玄洋社員。

内田　良平　明治七（一八七四）～昭和一二（一九三七）
政治運動家。玄洋社員。黒龍会主幹。

下位　春吉　明治一六（一八八三）～昭和二九（一九五四）
詩人。教育者。ムッソリーニ演説翻訳などイタリアのファシズムを日本に紹介。

北原　白秋　明治一八（一八八五）～昭和一七（一九四二）
近代日本を代表する詩人、歌人、童謡作家。

柳原　白蓮　明治一八（一八八五）～昭和四二（一九六七）

歌人。「筑紫の女王」。大正天皇のいとこ。炭鉱主伊藤伝右衛門と離縁。

今中　素友　明治一九（一八八六）～昭和三四（一九五九）
日本画家。上田鉄耕のち川合玉堂に師事、花鳥画をよく描いた。

中野　正剛　明治一九（一八八六）～昭和一八（一九四三）
政治家。東條英機首相批判論文の新聞掲載後、憲兵監視の自宅で自決。

梶原　貫五　明治二〇（一八八七）～昭和三三（一九五八）
画家。光風会会員。自然の風景画のほか貴族院議員の肖像画も多く描いた。

豊嶋與志雄　明治二三（一八九〇）～昭和三〇（一九五五）
小説家、仏文学者、翻訳家。法政大、明治大教授。

小早川　清　明治三二（一八九九）～昭和二三（一九四八）
浮世絵師、日本画家、版画家。美人画を描いた。

この「福祿壽帖」の特徴的な点をアトランダムに挙げてみよう。

福岡市長を大正十三年から一年間つとめた立花小一郎は、文久三年生まれの十三代より二歳上である。十三代より年上にあたるのは頭山満と立花の二人で、あとは年下になる。

立花、尾野の軍人二人と、玄洋社ゆかりの五人（頭山、杉山、末永、内田、中野）、下位の計八人は、福岡県の旧士族のながれをくむ人たちである。やはり士族の出身である原三信にとっては、明治、大正、昭和の時期に福岡の空気を吸った同郷人であった。

今中素友の絵は、平野国臣が追われの身を金魚にたとえて語った逸話を連想させる。

美人画の名手小早川清の絵は、のど仏の出たひげ男の女装がユーモラスである。

北原白秋の歌は、神奈川県三浦市に歌碑がある。上田秋成の「雨月物語」に出てくる「菊花《きくか》の契《ちぎり》」を題材にしている。

この折り本が作成された時期を大まかに推定する材料がいくつかある。

十五人のうち、ただ一人の女性、柳原白蓮（本名・燁子）が「白蓮」の号をつかうようになったのは大正時代前半だった。立花小一郎は昭和四年に亡くなっており、書画の収集を始めたのがそれ以前なのは間違いない。

最後の頁に短歌を書いた内田良平は昭和十二年に没しているから、それより前に完成したとみていいのだろう。

昭和に入ると、日本軍の中国での暴走が始まっている。昭和六（一九三一）年九月、関東軍が中国・奉天（現・長春）郊外の柳条湖で南満州鉄道を爆破する（満州事変）。翌七年一月には上海で日中両軍が衝突した。

国内では同年五月、海軍将校らが犬養毅首相を暗殺する五・一五事件、昭和十一年二月には高橋是清蔵相らが暗殺される二・二六事件が起きた。

「福祿壽帖」は、大正デモクラシー、大正ロマンの空気をぬけて、だんだん物騒な昭和に移っていくそんな時期につくられている。

頭山満と原家の間には、一つのエピソードがある。

おそらく昭和十一年、十四代三信・信彦の母ヒサの古希の祝宴があった。ヒサは慶応三年生まれ。夫の十三代が大正十一年に他界してから十四年経っている。賓客として頭山満、久世庸夫福岡市長らが出席した。

頭山満は安政二年生まれ。ヒサより十二歳上で、西新で近所の幼なじみであった。

記念撮影のためだろう。宴席の金屏風の前に、紋付き羽織姿の頭山夫妻と久世市長がヒサを

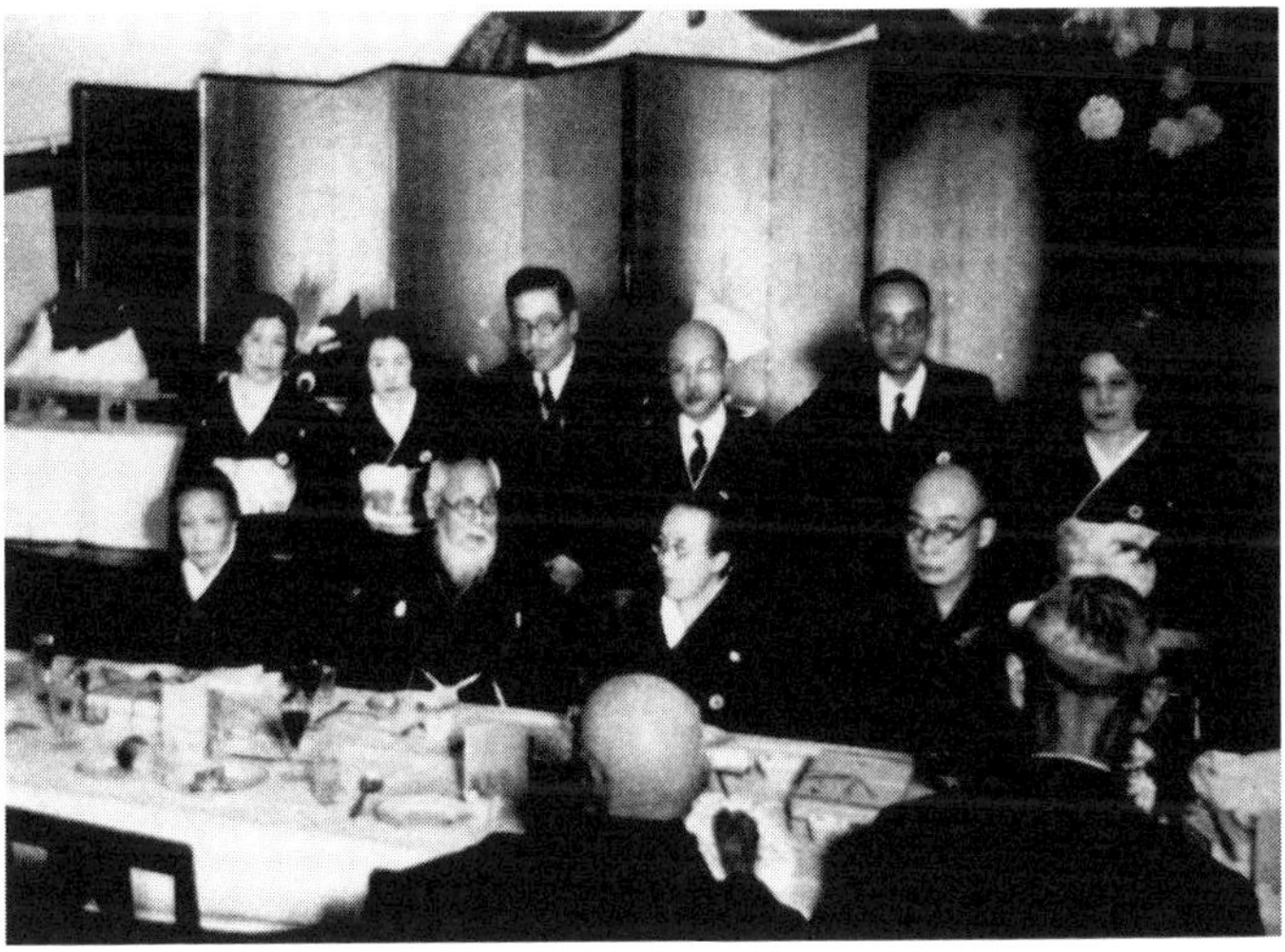

十四代三信の母ヒサの古希祝い。前列右から久世庸夫福岡市長、ヒサ、頭山満

はさんで着席し、十四代夫婦、婿の志免太郎、實の次世代三組の夫婦が並んで立っている。祝宴では八十二歳の頭山が、万歳の音頭をとった。

ヒサは昭和二十七年に八十五歳で亡くなるまで一家を支え、守った。

この古希祝いでは、母の長寿を祝おうと、十四代原三信が頭山を招いた。頭山は玄洋社を代表する人物で、明治の半ばから「大アジア主義」をかかげた。

頭山と玄洋社は、戦後の日本人に誤解されている向きがある。でも、博多の自分たちはそうではないぞというように、原家の人々は頭山を招いている。

誤解というのは、大東亜戦争の「植民地侵

略」と「対帝国主義」という二つの側面を一緒くたにしたことから生じている。さらに皇室観もからんでいる。

幕末の勤王、明治の民権運動を経て生まれたアジア主義は、中国との戦争中に「大東亜共栄圏」というスローガンにすりかわっていった。戦争に敗れたあと、玄洋社は「右翼」の源流としてとらえられるようになる。

そのことを、魯迅の研究で知られる評論家竹内好《よしみ》（一九一〇〜七七）は「日本のアジア主義」で書いている。

「あるものは、反動思想として、膨張主義又は侵略主義の別称とする。あるものは、アジア主義を広域圏思想の一形態とする。またあるものは、孫文のアジア主義、ネルーのアジア主義などという個別の範疇にならべて日本のアジア主義をあつかう。たぶん事典の数だけ定義の種類があるといってもいいすぎではないだろう」

そして、平凡社の『アジア歴史事典』の「大アジア主義」の項目（野村四郎執筆）を引用する。

「欧米列強のアジア侵略に抵抗するため、アジア諸民族は日本を盟主として団結せよ、という主張」

との書き出しで始まる説明文について、竹内は、自分の考えに近いが完全に一致しているわけではないという。どういう点が違うのかというと、

「民権派の『アジア連帯』観と玄洋社の『大アジア主義』とを区別し対立させているのは私から見てやや機械的にすぎるように思われる」

「玄洋社は『大陸侵略政策を隠蔽』したのではなく、先取したのであり、むしろ政府の『隠蔽』に反対したのである。そもそも『侵略』と『連帯』を具体的状況において区別できるかどうかが大問題である」

と批判したうえで、「アジア主義」の生まれた理由を次のように論じる。

「膨張主義が直接にアジア主義を生んだのではなくて、膨張主義が国権論と民権論、またはすこし降って欧化と国粋という対立する風潮を生み出し、この双生児ともいうべき風潮の対立の中からアジア主義が生み出された、と考えたい」

さらに、葦津珍彦の「明治思想史における右翼と左翼の源流」（雑誌『新勢力』一九六三年二月）の論旨も引用する。

「ルソー主義者である中江兆民と、玄洋社の頭山満とは、同時代の思想家の中で、たがいに相ゆるす仲だった。民権運動においても、条約改正問題についても、二人は同一歩調をとったし、東亜経綸においても主張にほとんど差がなかった。頭山は勤王家だが、中江も君主制を否定はしなかった。そして兆民は晩年に対露主戦論になるが（これは転向ではないと葦津はいう）この点も玄洋社＝黒竜会と軌を一にしている。しかし、兆民の弟子の幸徳秋水と、頭山の弟子の内田良平に至って、思想は大きく分かれた」

玄洋社＝黒竜会を「侵略主義の権化」と厳しく批判したE・H・ノーマンにも竹内がいっているように、日本の対外膨張をすべて玄洋社の功（または罪）に帰するのは、行きすぎである。戦時中の日本の国策は侵略的だが、この責任を玄洋社だけに負わせるのは無理があるのではなかろうか。

原家の古希祝いは、そんなことを同時代、同郷人の体感から、いわずもがなとして頭山を敬愛し、開かれている。

玄洋社の性格を言い表すときに「郷土結社」という研究者（石瀧豊美）もある。郷土のつながりで結びついた集団という意味あいである。「玄洋」というのは、玄界灘、つまり郷土の海である。たとえば福岡市医師会の前身は明治時代「玄洋医会」といっていた。地元になじみが深いから、小、中、高校、公民館、野球チーム、老人ホーム、タクシー、電機会社はじめ企業、団体名にと「玄洋」のオンパレードである。

玄洋社員には、このほか、政治家では、初代福岡市長の山中立木、同じく福岡市長の久世庸夫、福岡出身者として初の総理大臣となった広田弘毅、朝日新聞主筆のあと自由党総裁をつとめた緒方竹虎、衆院議員や福岡市長をつとめた進藤一馬（進藤喜平太の子）、経済人では、安川電機や明治専門学校（現九州工業大学）の創設者である安川敬一郎、その子で東京オリンピック組織委員長の安川第五郎、旧日魯漁業の副社長をつとめた真藤慎太郎、東京美術学校（現東京芸術大学美術学部）教授をつとめた画家の和田三造らがいる。

「福祿壽帖」に戻ると、十四代は明治二十二年の生まれで、「地・水・火・風・空」の理を書にした豊嶋與志雄と同世代である。

「青年時代は小説家を志したほど文学を愛好した」十五代原三信は、父十四代のことを雑誌の「追悼特集」に寄せた文章でそう書いている。

「福祿壽帖」には、幕末から明治、大正、昭和をつないで生きた、二世代の原三信たちをはじめ、当時の人々に共感を与えたものがこめられているはずである。

第七章　戦　後

福岡大空襲

昭和二十（一九四五）年六月十九日夜十一時すぎ、福岡大空襲で福岡市の中心部は焦土と化した。

東は御笠川から西の樋井川まで東西五キロ、北は博多港の海岸線から南へ一・八キロの範囲で、焼失面積は三・七八平方キロ。被災戸数一万二、六九三戸、被災人口六万五九九人、死者九〇二人、負傷者一、〇七八人、行方不明二四四人を数えた。

「負傷者は公会堂　渡辺通佐田病院　築港原病院　西軍前棚町病院に行け」

埋め立て地の「築港」にあった原病院は、負傷者を収容する緊急病院に指定された。

そのことを知らせる憲兵隊の「布告」が街頭に張り出されていた。

毛筆で手書きされた全文は、次の内容であった。

市民に告ぐ
此処が頑張りどころだ
戦災者は官憲の指示に従い収容所に行け
負傷者は公会堂　渡辺通佐田病院　築港原病院　西軍前棚町病院に行け
憲兵隊

原病院は、鉄筋コンクリート五階建て。焼け野原にポツンと立っていた。いくらか類焼を防ぐ役割も果たした。

昭和五（一九三〇）年十一月に従来の木造建築を建てかえ、新築当初は病室十五床、治療室、診察室があった。

あの夜、満月の月明かりで「三日月」形に輝く博多湾の上空から、大人の背丈ほどある「収束焼夷弾」が投下された。博多部の呉服町交差点と、福岡部の赤坂門交差点を中心点に、上空で円筒状の容器が開き、四八個の油脂焼夷弾がバラバラ散って落下する。木造家屋に火柱が

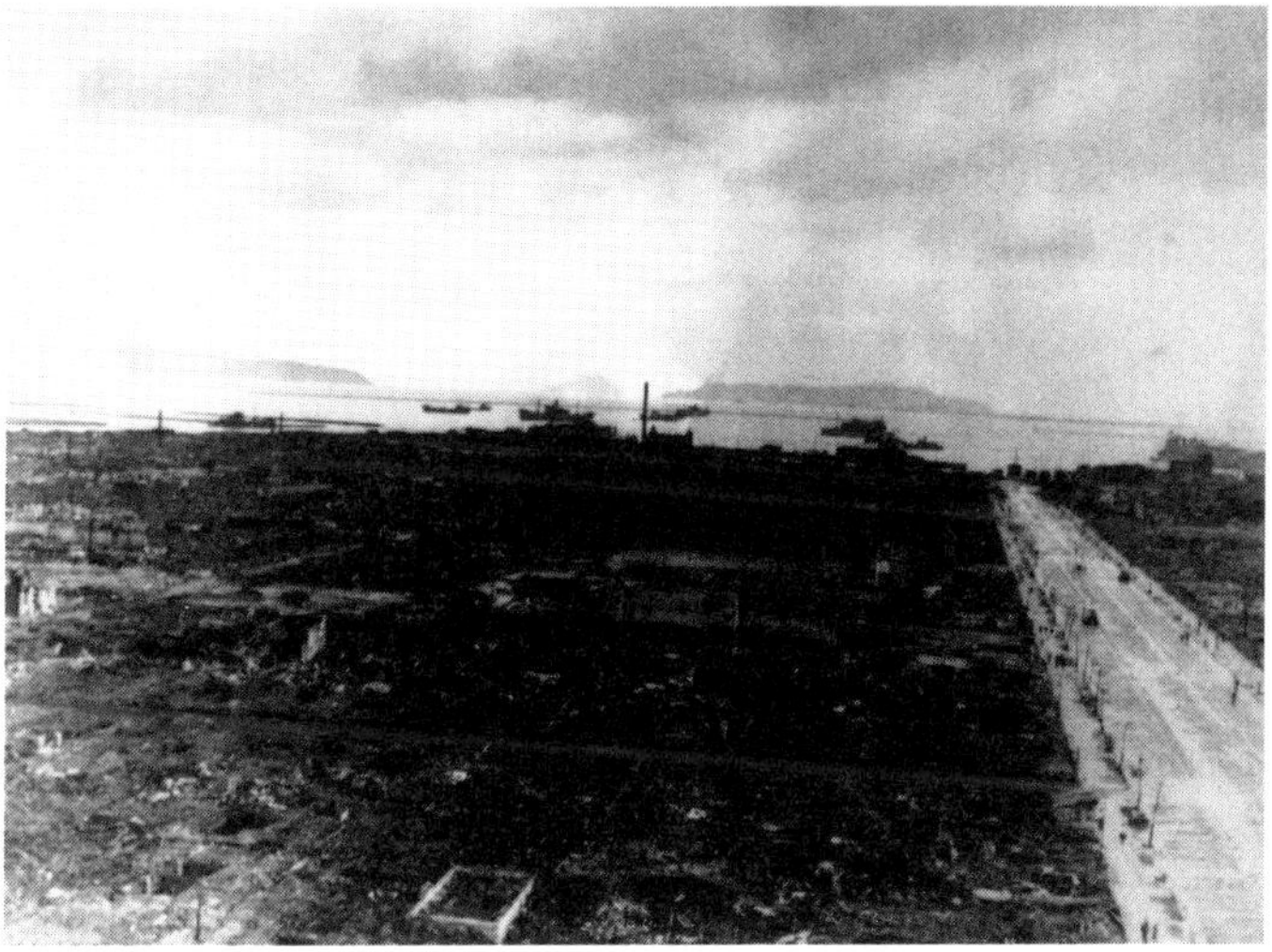

焼野原となった博多浜部。中央は奈良屋小学校。右は大博通り。右奥端に鉄筋五階建ての原病院がある。（「博多浜部の廃墟」福岡市提供）

立ち、地上に炎の海が広がった。空襲した戦略爆撃機B29は二二三七機、焼夷弾は総量一五三八・三トンとされる。五階建ての第十五銀行ビル地下室に逃げ込んだ六十余人が、吹き込む熱風で死亡した。

炎から逃げ惑う住民は、海に飛び込み、岸壁につかまるようにして夜明けを待った。

翌朝から奈良屋小学校（現博多小）には、焼死体およそ三百体が運び込まれた。

「戦争という呪わしい事実は、地上における我々のあらゆるものを粉砕した」

八月十五日の終戦から間もない夜、五十六歳の院長だった十四代原三信（信彦）は、病院の屋上に立ち、星空の下に広がる焼け跡を見た感想を、そう書いている。

一家は、焼け跡に建てられた木造の戦災復興住宅でしばらく暮らした。

七十八歳になる母ヒサをはじめ、十四代一家は妻アサ、九大医学部の学生だった次男・和彦（長男は十三歳で早世、三男も夭逝）を頭に旧制福岡高校一年の四男・恒彦、中学三年の五男・孝彦、女学校二年の三女・貞子（長女は夭逝、次女は結婚）、小学六年の六男・武彦まで四男一女の子供五人、三世代八人の家族構成だった。

志免太郎一家は、妻シゲと安彦、女学校二年の八千代がいた。幸いにして香椎（福岡市東区）の住まいは被災を免れた。

ここに、南薬院（福岡市中央区）の自宅を焼け出された實一家も身を寄せた。その家族は、妻ヒデと久留米医学専門学校生の養一郎、中学三年の敬二郎、中学一年の寛と計五人がいた。

五階建ての原病院は一部焼損して残ったものの、木造の住宅は全焼し、家財や蔵書などほとんどが灰になった。

昭和二十五（一九五〇）年七月、和彦（十五代）の五歳年下の妻・順子が結婚して来たときには、まだ病院の周囲にがれきが残っていた。

十四代は、近郊に所有していた山林や宅地を処分して、病院復興の資金に充てた。

戦災にあった原家一門は、福岡市内各地で病院を再建し、発展させていく。

本家と二つの分家の、それぞれの歩みをたどってみる。

本家では、昭和二十八（一九五三）年、和彦が九大泌尿器科を退局して家業に従事するようになり、九大医学部を卒業した恒彦とともに、病院経営に専念していった。孝彦、武彦も医師として医業に寄与していく。

昭和三十年、医療法人三信会原病院（病床数六九）を設立。翌三十一年に十四代が他界し、和彦が十五代三信を襲名する。昭和四十二年には総合病院の認可を受けた。平成三（一九九一）年に循環器病棟を開設し、病床数五百に増床した。平成五年、十五代は女婿の平祐二に院長職を譲り、病院名を「原三信病院」に変更している。

一方、志免太郎は先にふれたように、昭和四（一九二九）年、東中洲（福岡市博多区）に内科医院を開業し、昭和十年に灸科を開設した。戦局悪化の昭和十八年に、東中洲の医院を閉鎖して香椎（福岡市東区）に疎開する。

戦後は昭和二十九（一九五四）年、医療法人明錬会原病院（香椎原病院）を設立し大きく発展させたが、長男安彦が昭和六一年に六十六歳で他界。志免太郎も平成三（一九九一）年に百八歳で亡くなった後、香椎原病院は平成八年に原三信病院と合併している。

また、實は、昭和の初めに橋口町（福岡市中央区）に小児科医院を開業していた。患者宅への往診には人力車を使い、患者の搬送には馬車をかり出した。戦中・戦後の貧しい時代には、診療代の代わりにと、野菜や米を差し出されることも少なくなかった。健康保険のない時代には、盆暮れの年二回の支払いがふつうだったという。

昭和十六年から二十一年まで、實は、九州高等医学専門学校（現久留米大学医学部）の小児科教授として学生を指導した。戦災で焼け、昭和二十四年に薬研町（福岡市中央区）に移転した小児科医院を長男養一郎にまかせた實は、昭和二十九年、福岡市南区若久に用地を得て、次男敬二郎とともに医療法人恵光会「原病院」を建設した。当時の国民病とされた結核の療養所もスタートさせた。

養一郎は昭和五十五年、福岡市西区に「生の松原病院」を設立。平成四（一九九二）年に養一郎が逝去した後は息子の信也が引き継いだ。平成九年、「医療法人・福岡リハビリテーション病院」と改名したあと、弟の道也が継いでいる。

昭和四十二（一九六七）年には、實の三男寛が「原土井病院」（福岡市東区）を開設。三十三床のスタートから、平成八（一九九六）年には計五五六床を有する高齢者医療の病院に規模を拡大している。昭和五十一（一九七六）年に設立した看護専門学校（二年課程、学年定員八十人）は看護師の養成を続けている。

十四代（信彦）が還暦のときに書いた「遺稿」がある。

「我れ四十二歳、妻三十三歳にして長男を失い、それからユーモアと笑いのない僕の生涯がはじまった。（中略）今、頭に蓬霜を戴く僕に最も嬉しい事は、我々二人が三十五年間、暦日のない生活をして来た人生行路を、大人となった子供等が良く理解してくれているという事である。我が生の終らむ日まで、業務に対する夢と情熱を失わず努力することは、法悦に近い悦びをもって受ける宿命であるが、いつの日か我が玉の緒の絶ゆる刹那に、もし我が唇の動くを見たら、それは妻に対する感謝の詞と神々に讃えられる以上に嬉しい、子供等に讃えられつつ我が生を終る法悦に感謝する言葉であると思う」

十四代は、昭和三十一（一九五六）年十二月十四日、午後三時まで患者を診察し、医師の息子たちと明日の病院を語りつつ、午後十一時、心筋梗塞で急逝した。

午後六時半頃発作を起して倒れ、右手を妻アサに預け、左手を和彦に差しのべた。

「俺の生涯は悔いのない素晴らしい生涯だった。和彦、お母さんのことはよろしく頼むぞ。そして兄弟仲良くな」

「この痛みは迷走神経の刺激症状じゃないか」

「名状し難い痛みだ。モヒを使ってくれ」

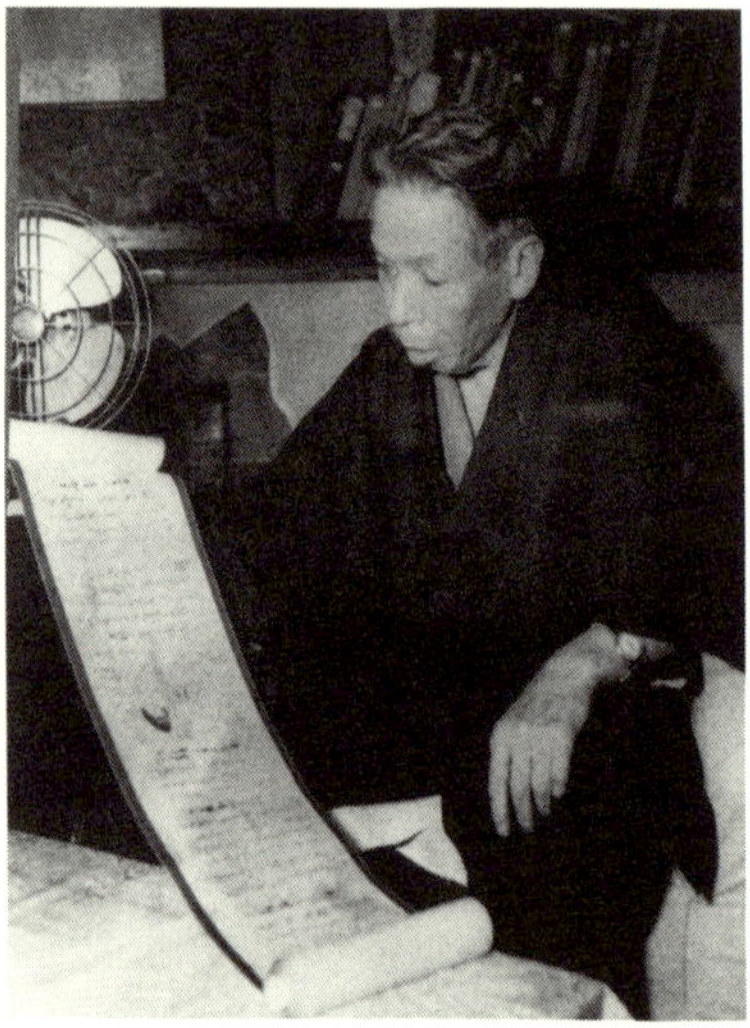

本居宣長の医書を見る十四代信彦

といかにも、人間的な、医師にふさわしい六十七年の生涯であった。

妻アサは二年後、後を追うように五十九歳で亡くなった。

十五代原三信を襲名した和彦は大正十三（一九二四）年一月八日生まれ。九州大学医学部を卒業し、九大泌尿器科医局に在籍した後の昭和二十八（一九五三）年、家業の病院に入った。

十四代の父が糖尿病を患い、和彦は三十歳で代用院長を務めるようになる。医療法人を設立したころからめざしたのは、「日本のメイヨークリニック」設立であった。

メイヨークリニックは、アメリカのミネソタ州に本部を置く巨大総合病院で、イギリス出身の外科医ウィリアム・メイヨーの息子兄弟二人が中心となり、十九世紀末に創設した。全科共通のカルテ管理とチーム医療の良さや、医療収益を教育、研究の財源とする非営利組織などで知られる。

総合病院をめざした十五代は、病院のスタッフとして、優秀な人材を母校の九州大学に求めた。外科の成富義幸と内科の花田基典《もとき》の二人は、その代表格である。二人は、弟の恒彦とともに病院の副院長として院長の十五代を支えた。花田は、九大医学部で恒彦の同級生、成富は二年先輩にあたる。

孝彦、武彦の弟たちも医師となって、ぞくぞくと病院に入った。兄弟と強力なパートナーたちによって、「日本のメイヨークリニック」づくりの目標は、順調にすすんでいるかにみえた。

ところが、恒彦、孝彦、そして武彦と、十五代の三歳から八歳年下の弟たちは、四十代、五十代で次々に先だった。主たる原因はC型肝炎であった。三人はC型肝炎から肝硬変に移行し、がんが発症した。当時はまだC型肝炎のウイルスが発見されておらず、治療法もなかった。

弟たちは、志なかばの死であった。

「友達を亡くしたみたいだ。さびしい」

と、十五代は力をおとした。

十五代の決断

博多湾の東奥に名島城跡（福岡市東区）がある。

三方を海に囲まれた名島城は、元は立花氏の出城だったが、天正十五（一五八七）年、毛利元就の三男、小早川隆景が筑前の領主となってから、養子の秀明（豊臣秀吉の甥）が備前岡山に転封される慶長五（一六〇〇）年まで十三年間、小早川氏の居城があった。

今、城跡には宗像三女神を祭神とする名島神社があり、海に面して鳥居が立つ。

ここからほど近い海際に、十五代原三信の自宅がある。

かつては祖母ヒサが茶席を設けた別荘だったが、ヒサの他界後、病院の拡張にともなって住居を移していた。

平成になってから、三信が庭で一人、黙々と草むしりをすることが多くなった。

妻の順子が顔をのぞかせると、

「お前は百姓の娘のくせに、草も取りきらん」

と言いながら、二時間も三時間もむしり続けた。

「ああ、これは、何か考え事をしてるんだろうな」

と順子は思った。

しばらくして、院長職を娘婿に譲り、病院名を「三信会原病院」から「原三信病院」に変える決定を周囲に伝えた。

院長引退は平成五（一九九三）年四月、病院名変更は同年六月のことである。

「世襲は、もう時代にあわなくなった。原三信の名前を病院名に残しておけば、ご先祖にも申しわけできるんじゃないかなあ」

と、ほっとした表情を見せた。

「襲名」という重い責務からの解放であった。

十五代三信は、この年夏の「財界九州」誌のインタビューに答えている。

「原病院の院長が原三信であることは、私で最後になるだろうと思っていた」

三十代のころから、心中ひそかな思いであった。誰に相談するわけでもなかった。

「仏作って魂入れずという言葉があるが、わが国の病院は、病院という仏像は欧米と同じものをつくったが、愛と奉仕の精神という心を病院の中に入れていない」

病院経営の理想は、利益の追求に走らず、患者の望む治療をするために、全職員がパートナー意識をもって、質の高い医療をすることであった。

平成六（一九九四）年、第十五代原三信は、先祖から伝わった近世・近代の古文書や書籍、絵画、彫刻・工芸品など計五百七十八点を福岡市博物館に寄贈した。阿蘭陀外科免状と、解剖書、外科術絵巻の写本の三点は、火事で焼失しないように運び出すことになっていたから、十五代三信はまだ若かった戦前、実際に火事の半鐘が鳴って避難したときに家から持ち出し、橋口町の實宅に向けて逃げたことがあったという。

十五代三信は、資料の博物館寄贈から六年後の平成十二（二〇〇〇）年一月二十六日に亡くなった。

満七十六歳、男の兄弟六人では最も長命であった。

原三信は、関ヶ原の戦のころから現在にいたるまで、四百年ものあいだ、博多で医業をつらぬいてきた。それは、なぜか。なぜ成しえたのだろうか。

ふりかえれば、武家による天下統一のころ、博多に住まいをさだめた。覇道の夢破れた武将をはなれ、福岡藩主の黒田氏に医師として仕えた。医業は、町人の商都ではじめた生業であった。

失意も苦難も、飛躍の拍車である。

徳川三百年と称される太平の江戸期に入り、島原の乱では銃創治療の体験を積んだ。さらに鎖国下の長崎出島にとんで西洋外科医術を修得する。武家社会が終わる幕末には、勤王派に属し、佐幕派による粛清からのがれおおせた。明治維新にいたると医療の先端技術をすすんでとりいれ、いくたの戦争をくぐった。福岡大空襲の焦土からは、一族の力をあつめて復興をはたす。

時代の激流に身をのりだして、のみこまれそうになったときはかろうじてのがれた。変わることなく胸にいだきつづけたのは、医療の現場にあって、医術を進化させ、医業にこだわる精神であった。

歴代の原三信たちが、世の人びとの傷疾に向きあい、博多に生きた四百年の道程は、次なる世代に、たゆみない前進のこころえを伝えている。

「医の道に励め、医業を絶やすべからず」と。

あとがき

福岡で四百年以上にわたり同じ職業（医業）を家業として続けている家系を、私はほかに知りません。原三信の一族は、現代も子孫が福岡市内の各地域に散って割合に大きな病院を経営しています。

それぞれが独立した経営でありますが、何か必要があれば集まります。蘭方医三百年記念と十五代三信のオランダ・ライデン大学ブールハーフェ・メダル賞受賞記念の際、共同でオランダ・ヨーロッパ記念「六代原三信蘭方医三百年記念奨学会」を設立し、運営しているのもその一例です。

黒田長政が福岡城主となったあと、原三信は藩医として仕え、外科医として医療活動に従事しました。六代三信がオランダ外科術を学び、日本最初の解剖書訳本の写本を残しておりますが、これを一切外に出さず一子相伝として子孫に伝えました。

なぜ、一子相伝としたのでしょうか。私は、こう考えています。

六代三信が長崎でオランダ医学を学んだころは、キリスト教禁制の厳しい時代でした。ところが、当時の解剖書は、聖書の文言が数多く入っていて、当然、幕府の禁制にふれるものでした。また、幕閣や大名など特別な人びとはともかく、一般には洋書を持つこと自体が禁じられていました。かろうじて漢訳のフィルターをかける形で洋書輸入が認められるのは、六代三信の長崎修業から三十年以上あとの一七二〇年です。

三信は、解剖書を出版して有名になろうと思ったり、偉くなろうと思ったりすることよりも、禁制を破ることによる危険を避けて、医師という職業人として、家業、そして家族を守ろうという気持ちが強かったのだと思います。解剖書を一子相伝として外に出さなかったことは、家を守るだけでなく、医業を企業として存続させることにもつながりました。オランダ医学を学んだ江戸時代の先祖以来、家業に先端医術をとりいれる精神を、DNAのように代々もちつづけているといえます。

幕末になると、十二代三信は平野国臣らと勤王側に立ちながらも、何とか家を守り、十三代を最初の西洋医学校〈福岡医学校〉に行かせました。明治十二年には福岡県から外科医開業許可を受けて、私立で最初の医院を作り家業を発展させています。

十三代になると、県立福岡病院解体材の払い下げを受けて私立病院を開業し、最先端の医学を取り入れ看護学校、レントゲン機械を入れ福岡一の近代的病院にしました。二人の義兄弟は、天神、中洲に各々が病院を作りました。

戦後、福岡市は戦災で焼失しました。昭和二十年六月十九日の福岡大空襲のときも、住宅その他兄弟の病院（天神・中洲）も消失、鉄筋五階建ての三信病院は残ったので、緊急病院として活躍していきます。病院をいち早く復興させ、新しい設備を導入し、福岡市と共に発展してきました。各兄弟の病院も戦後に復興しました。さらに次の世代が病院を発展させ、五病院、一学院（看護学校）となっています。

こうした病院事業の発展、拡大は、時代の変化に早めに対応して来た結果だと思われます。時代とともに社会環境が変わることにいち早く気づき、原三信病院は人工透析、腎結石破壊装置、血液病無菌室を率先して取り入れました。他の病院もそれぞれ市内の発展する地域に高齢者医療と緩和ケア（ホスピス）、在宅医療、スポーツ医学などを導入しました。

この本を読んでいただき、時代の変化（今から何が必要とされているか？）への対応が、社会人として、又、事業をする人にとっていかに大切であるかを、くみとっていただければ幸いです。

出版にあたり、原三信の菩提寺である極楽寺のご協力をたまわり、江戸時代初期からの先祖累代の記録をたどることができました。厚く御礼を申し上げます。

資料調査・収集に際しては、福岡市博物館の顧問田坂大蔵さん、学芸課の又野誠さん、九州大学名誉教授のヴォルフガング・ミヒェルさんに貴重かつ丁寧なアドバイスをいただきました。福岡県立図書館、九州大学、長崎歴史文化博物館、京都府立医科大学にもさまざまな支援を受けました。また、企画段階からお骨折りいただいた石風社の福元満治代表をはじめ、中津千穂子さん、江崎尚裕さんには多大なご苦労をおかけし、古文書、手紙類の判読では、梅本真央さんにご助力をいただきました。

みなさまに、心から感謝申し上げます。

二〇一四年五月吉日

原　寛

◉歴代原三信年譜（年齢は誕生年を0歳、翌年から1歳加算。原三信初代～五代の生年は、六代の生年推定を基に世代間二〇～二四歳で推定）

年	歴代三信・年齢 （）内は推定	原家の出来事 （）内は推定	世の中の出来事
一五四三（天文一二）			ヴェサリウス解剖書刊行 種子島に鉄砲伝来
一五四六（天文一五）		（「初代原三信」誕生）	黒田孝高（如水）誕生
一五五〇（天文一九）			ザビエル博多に来る
一五六八（永禄一一）			黒田長政誕生
一五六九（永禄一二）		（「二代」誕生）	毛利、大友の両軍、多々良浜、博多で戦う
一五八七（天正一五）	（初代）	（博多で医業をはじめる）	豊臣秀吉が九州平定、博多を復興
一五九二（文禄元）		（「三代」誕生）	秀吉が朝鮮に出兵、原田信種も加わる
一六〇〇（慶長五）			関ヶ原の戦い 黒田長政、筑前国五十二万石領す
一六〇三（慶長八）		（このころ、藩医として仕える）	江戸幕府創立
一六一三（慶長一八）		（「四代」誕生）	レメリン解剖書「小宇宙鑑」ラテン語版出版
一六三三（寛永一〇）		（「五代」誕生）	栗山大膳、奥州南部に流される

一六三七（寛永一四）	（四代）	（島原の乱で医療活動）	島原の乱起こる
一六三九（寛永一六）			鎖国の完成
一六四五（正保二）	（五代）	（「四代」のもとで修業積む）	池田輝興夫人死去、極楽寺に葬る
一六五五（明暦元）		（六代元弘が誕生）	長崎で台場七ヶ所完成
一六六七（寛文七）			伊藤小左衛門、密貿易で処刑
一六七六（延宝四）			末次平蔵、密貿易で流刑
一六七九（延宝七）		「原三信悴　金之助」死去（七代、この前後に誕生）	
一六八五（貞享二）	六代	元弘の蘭方外科免状に医師署名	
一六八六（貞享三）		蘭方外科免状に通詞署名、授与	密輸事件で処刑、商館長ら国外退去
一六八七（貞享四）		六代・元弘、解剖書の写本終える	
一六八八（元禄元）			四代藩主に黒田綱政
一七〇七（宝永四）			三代藩主黒田光之没
一七一一（正徳元）		六代・元弘死去（八代は幼少？）	藩主綱政没、五二歳
一七一四（正徳四）			貝原益軒没、八四歳
一七二〇（享保五）			漢訳洋書の輸入解禁
一七二七（享保一二）	（七代）	四月死去	
一七三二（享保一七）			享保の大飢饉

一七七四（安永三）			杉田玄白ら「解体新書」刊行
一七七九（安永八）	（八代）	九月死去	
一七九七（寛政九）	（九代）	六月死去	
一八一六（文化一三）	（十代）	二月死去	
一八二五（文政八）			異国船打払令
一八三六（天保七）		十二代・蘇仙誕生	
一八四二（天保一三）	十二代　六歳	十一代死去 十二代「遺跡」	アヘン戦争（1840〜）終わる
一八五三（嘉永六）	一七歳		米国ペリー提督浦賀来航
一八五四（安政元）	一八歳		日米和親条約締結、開国
一八五五（安政二）	一九歳	十二代・蘇仙の母が死去	古川俊平（写真）、藤野良泰（医学）ら長崎派遣
一八五六（安政三）	二〇歳	十二代・アサ夫婦が愛宕宮で立願文	
一八五七（安政四）	二一歳	北條右門等が入定寺で会合	
一八五八（安政五）	二二歳		日米通商条約締結 安政の大獄　月照入水
一八五九（安政六）	二三歳		梅田雲浜獄死
一八六〇（万延元）	二四歳		公武合体
一八六一（文久元）	二五歳		桜田門外の変

一八六二（文久二）	二六歳		寺田屋事件
一八六三（文久三）	二七歳	十三代・崎次郎誕生	生野の変に平野国臣ら挙兵
一八六四（元治元）	二八歳		平野国臣獄死　池田屋事件
一八六五（慶応元）	二九歳		三条実美ら五卿、大宰府に来る 乙丑の獄、加藤司書ら刑死
一八六六（慶応二）	三〇歳		薩長同盟成立
一八六七（慶応三）	三一歳	服部ヒサ誕生	福岡藩が医学校「賛生館」設置 大政奉還
一八六八（明治元）	三二歳		明治維新
一八七〇（明治三）	三四歳		太政官札贋造事件
一八七一（明治四）	三五歳	種痘苗手数料の書付	廃藩置県　日高鉄翁死去
一八七三（明治六）	三七歳		筑前竹槍一揆
一八七四（明治七）	三八歳	十二代・蘇仙、佐賀の乱に従軍	佐賀の乱　古川俊平が写真館開業
一八七六（明治九）	四〇歳	佐賀の乱「勉励賞金」受ける	金禄公債交付の布告 神風連の乱、秋月の乱、萩の乱
一八七七（明治一〇）	四一歳		西南戦争、福岡の変
一八七八（明治一一）	四二歳		大久保利通暗殺
一八七九（明治一二）	四三歳	十二代が外科医開業 コレラ治療取締	琉球処分

一八八〇（明治一三）	四四歳	十二代愛蔵の瓢箪に拝山が題詩 十三代・崎次郎の兄・磯熊死去	福岡県立福岡医学校設立 「玄洋社」設置認可
一八八一（明治一四）	四五歳		国会開設
一八八二（明治一五）	四六歳	原田志免太郎誕生	
一八八五（明治一八）	四九歳		福岡で歩兵第二四連隊発足
一八八六（明治一九）	五〇歳	十三代・崎次郎が県立福岡医学校卒業、ヒサと結婚	長崎清国水兵事件
一八八七（明治二〇）	五一歳		東中洲で第五回九州沖縄八県連合共進会
一八八八（明治二一）	五二歳		福岡県立福岡病院が開院
一八八九（明治二二）	五三歳	十四代・信彦誕生	福岡市が市制施行（四月）、九州鉄道（博多―久留米）開業
一八九〇（明治二三）	十三代 二七歳	崎次郎が三信襲名	大日本帝国憲法施行
一八九一（明治二四）	二八歳	半田久雄が陸軍に結婚願（崎次郎妹フサと）	
一八九四（明治二七）	三一歳	十二代・蘇仙死去、五八歳 十三代が日清戦争従軍	日清戦争宣戦布告（八月）
一八九五（明治二八）	三二歳	佐野實誕生	日清講和調印（四月）
一八九六（明治二九）	三三歳	志免太郎が十三代の書生となる	福岡県立福岡病院が千代の松原に完成
一九〇〇（明治三三）	三七歳		博多築港起工

一九〇二（明治三五）	三九歳	私立原病院開設	
一九〇三（明治三六）	四〇歳	愛宕下に分院設立	京都帝国大学福岡医科大学開設
一九〇四（明治三七）	四一歳		日露戦争
一九一〇（明治四三）	四七歳		福博電気軌道が営業開始
一九一一（明治四四）	四八歳	原病院でサルバルサン処方開始	九州帝国大学開設（医科、工科）
一九一二（大正元）	四九歳	志免太郎、原シゲと結婚	七月三〇日に大正に改元
一九一六（大正五）	五三歳	十四代・信彦、柴田アサと結婚	
一九一九（大正八）	五六歳	實、原ヒデと結婚	
一九二二（大正一一）	十四代 三三歳	十三代・崎次郎死去、五九歳	
一九二三（大正一二）	三四歳		関東大震災
一九二四（大正一三）	三五歳	十五代・和彦誕生 實がベルリン留学	
一九二五（大正一四）	三六歳		東中洲に玉屋百貨店開店
一九三〇（昭和五）	四一歳	原病院が五階建て新築	
一九三二（昭和七）	四三歳	實の三男寛誕生	五・一五事件 満州国建国宣言
一九三六（昭和一一）	四七歳	十三代妻ヒサ「古希」	二・二六事件
一九三七（昭和一二）	四八歳		広田弘毅内閣総辞職
一九四五（昭和二〇）	五六歳	福岡大空襲で原家住宅焼失	第二次世界大戦終結

一九五五（昭和三〇）	六六歳	医療法人三信会原病院設立	自由民主党結成・保守合同
一九五六（昭和三一）	十五代 三二歳	十四代・信彦死去、六七歳	日本が国連加盟
一九八五（昭和六〇）	六一歳	蘭方医三百年記念出版	日航機墜落事故
一九八六（昭和六一）	六二歳	ライデン大学・学術賞ブールハーフェ・メダル受賞	ロッテルダムで日蘭交流文化展
一九九一（平成三）	六七歳	志免太郎死去、満一〇八歳 實死去、九五歳	ソビエト連邦解体
一九九三（平成五）	六九歳	十五代・和彦、院長を交代 「原三信病院」に名称変更	非自民連立細川護熙内閣発足
一九九四（平成六）	七〇歳	福岡市博物館に資料寄贈	自さ社連立の村山富市内閣発足
二〇〇〇（平成一二）	七六歳	十五代・和彦死去	九州・沖縄サミット

◉主な参考図書

「黒田三藩分限帳」　福岡地方史談話会編　福岡地方史談話会
「福岡藩分限帳集成」　福岡地方史研究会編　海鳥社
「物語福岡藩史」　安川巖　文献出版
「新訂黒田家譜」（一〜七巻）　川添昭二・福岡古文書を読む会校訂　文献出版
「増補続筑前国続風土記」　貝原益軒　伊藤尾四郎校訂　文献出版
「筑前国続風土記拾遺」　青柳種信　福岡古文書を読む会校訂　文献出版
「福岡県史通史編福岡藩文化」（上・下）　西日本文化協会編　西日本文化協会
「新長崎市史第二巻近世編」　長崎市史編さん委員会編　長崎市
「復元！江戸時代の長崎」　布袋厚　長崎文献社
「出島の医学」　相川忠臣　長崎文献社
「犯科帳　長崎奉行の記録」　森永種夫　岩波書店
「新釈犯科帳」（一〜三巻）　安高啓明　長崎文献社
「阿蘭陀商館物語」　宮永孝　筑摩書房
「江戸参府旅行日記」　ケンペル（斎藤信訳）　平凡社
「日本で初めて翻訳した解剖書」　原三信編　六代原三信蘭方医三百年記念奨学会
「日本最初の西洋解剖書の翻訳　レメリン解剖書の訳本と十七世紀の蘭方外科」（右掲書所収）　酒井シヅ
「太田黒玄淡の阿蘭陀外科免許状とその背景について」（『日本医史学雑誌第49巻第3号、２００３』）　ヴォルフガング・ミヒェル、杉立義一
「平田長太夫の阿蘭陀流外科修業書とその背景について」（「中津市歴史民俗資料館分館医家資料館叢書Ⅹ　史料と人物Ⅲ」）　ヴォルフガング・ミヒェル　中津市歴史民俗資料館
「西洋医術伝来史」　古賀十二郎　形成社

「日本醫學の夜明け」　国公立所蔵史料刊行会編　日本世論調査研究所
「日本医学教育史」　坂井建雄編　東北大学出版会
「まんが医学の歴史」　茨木保　医学書院
「日本近代医学史　幕末からドイツ医学導入までの秘話」　金津赫生　悠飛社
「博多　町人が育てた国際都市」　武野要子　岩波書店
「漢の劉邦と高祖城主　糸島郡原田氏系譜」　窪秀吉
「主従の絆」　中村正夫
「大蔵姓原田氏編年史料」　廣渡正利編著　文献出版
「朝鮮降倭武将『沙也可』とはだれか　筑前高祖旧城主原田信種説の提唱」（右掲書所収）　丸山雍成
「新修志摩町史」　『新修志摩町史』編集委員会編　志摩町
「博多・筑前史料豊前覚書」　城戸清種（川添昭二・福岡古文書を読む会校訂）　文献出版
「バテレンと宗麟の時代」　加藤知弘　石風社
「竜造寺党戦記　竜造寺と鍋島」　劉寒吉　新人物往来社
「九州戦国史」　吉永正春　葦書房
「九州戦国の武将たち」　吉永正春　海鳥社
「南島偉功傳」　西村時彦　誠之堂書店
「戦国糸島史」　中野正巳　糸島新聞社
「日本一長生きした男　医師原志免太郎」　安藤憲孝　千年書房
「緒方龍ありて『浜の町病院』生い立ちの姿かたち」　西牟田耕治著・原寛監修　梓書院
「玄海の浜辺から」　古川俊隆
「石城志」　津田元顧・元實著　九州公論社
「栗山大膳」（森鴎外全集第４巻）　森鴎外　筑摩書房

「平野国臣伝記及遺稿」　平野国臣顕彰会編　博文社書店
「平野國臣傳」　春山育次郎　平凡社
「倒幕軍師　平野国臣」　日下藤吾　叢文社
「西日本人物誌 平野国臣」　小河扶希子著　西日本新聞社
「流人の過去帳　離島に文化を伝えた流人」　安川浄生　ナガリ書店
「加藤司書傳」　司書會編　司書會
「博多町人と学者の森」　朝日新聞福岡本部編　葦書房
「九州の儒者たち　儒学の系譜を訪ねて」　西村天囚（孤口治・校注）　海鳥社
「日本とアジア」　竹内好　筑摩書房
「玄洋社社史」　玄洋社社史編纂会編　葦書房
「頭山満翁正伝　未定稿」　西尾陽太郎　葦書房
「玄洋社発掘　もうひとつの自由民権」　石瀧豊美　西日本新聞社
「玄洋社　封印された実像」　石瀧豊美　海鳥社
「天翔る〈高場亂〉」　土井敦子　新潮社
「江河万里流る　甦る孔子と亀陽文庫」　庄野寿人編　亀陽文庫・能古博物館
「『鉄翁画談』と倉野煌園」　前田淑　勉誠社
「来舶画人研究6　王克三と徐雨亭」（『國華』1070号　1984.01）　鶴田武良
「九州大学医学部百周年記念写真集1903～2003」　九州大学医学部百周年記念写真集編集委員会
「福岡市医師会史　1997～2007　創立百周年記念」　福岡市医師会
「福岡市史明治編」　福岡市編　福岡市
「新修福岡市史　特別編福岡城」　福岡市史編集委員会編　福岡市
「明治の博多記」　橋詰武夫　福岡地方史談話会

「太田清蔵翁傳」　阿部暢太郎編　東邦生命保険相互会社五十年史編纂会
「日清戦争　東アジア近代史の転換点」　藤村道生　岩波書店
「日清戦争従軍写真帖　伯爵亀井茲明の日記」　亀井茲明　柏書房
「森鷗外と日清・日露戦争」　末延芳晴　平凡社
「歩兵第二十四聯隊歴史」　五十君正広編　歩兵第二十四聯隊
「福岡歴史探訪　博多区編」　柳猛直　海鳥社
「福岡歴史探訪　中央区編」　柳猛直　海鳥社
「福岡歴史探訪　西区編」　柳猛直　海鳥社
「福岡歴史探訪　東区編」　柳猛直　海鳥社
「福岡歴史探訪　早良区編」　柳猛直　海鳥社
「福岡県の歴史」　川添昭二他著　光文館
「古地図の中の福岡・博多」　宮崎克則　福岡アーカイブ研究会編　海鳥社

原　寛（はら　ひろし）

1932年福岡市に生まれる。
福岡県立福岡高等学校、九州大学医学部卒業。
九大精神神経科入局、医学博士号修得（九州大学医学研究院 生理学）。
1967年原土井病院を開設、同病院理事長。
1976年原看護専門学校を設立。
日本慢性期医療協会、全国公私病院連盟などの理事。
多々良福祉会、能古博物館の理事長を務める。
著書に『新老人のすすめ』。

博多に生きた藩医　原三信の四百年

二〇一四年六月三十日初版第一刷発行

著　者　原　寛
発行者　福　元　満　治
発行所　石　風　社
福岡市中央区渡辺通二―三―二十四
電　話　〇九二（七一四）四八三八
ＦＡＸ　〇九二（七二五）三四四〇
印刷製本　シナノパブリッシングプレス

＊表示価格は本体価格です。定価は本体価格プラス税。

中村 哲

医者、用水路を拓く アフガンの大地から世界の虚構に挑む

＊農村農業工学会著作賞受賞

養老孟司氏ほか絶讃。「百の診療所より一本の用水路を」。百年に一度といわれる大旱魃《かんばつ》と戦乱に見舞われたアフガニスタン農村の復興のため、全長二五・五キロに及ぶ灌漑用水路を建設する一日本人医師の苦闘と実践の記録

【5刷】1800円

中村 哲

医者 井戸を掘る アフガン旱魃《かんばつ》との闘い

＊日本ジャーナリスト会議賞受賞

「とにかく生きておれ！ 病気は後で治す」。百年に一度といわれる最悪の大旱魃に襲われたアフガニスタンで、現地住民、そして日本の青年たちとともに千の井戸をもって挑んだ医師の緊急レポート

【12刷】1800円

ジェローム・グループマン

医者は現場でどう考えるか

美沢惠子訳

「間違える医者」と「間違えぬ医者」の思考はどこが異なるのだろうか。臨床現場での具体例をあげながら医師の思考プロセスを探索する医療ルポルタージュ。診断エラーをいかに回避するか――この問題は、患者と医者にとって喫緊の課題である

【5刷】2800円

冨田江里子

フィリピンの小さな産院から

近代化の風潮と疲弊した伝統社会との板挟みの中で、多産と貧困に苦しむ途上国の人々。フィリピンの最貧困地区に助産院を開いて13年、苦闘の日々から人間本来の豊かさを問う

1800円

麻生徹男

上海より上海へ 兵站病院の産婦人科医

従軍慰安婦・第一級資料収集。兵站病院の軍医が、克明に記した日記を基に「残務整理」と称して綴った回想録。看護婦、宣教師、ダンサー、芸人、慰安婦……戦争の光と闇に生きた女性たちを、ひとりの人間の目を通して刻む

【2刷】2500円

アビゲイル＆エイドリアン・アッカーマン

おかあさんが乳がんになったの 〈絵本〉

飼牛万里訳

乳がんになって髪の毛が抜けてしまったおかあさん。家族、友人、みんなに支えられた闘病生活を、九歳と十一歳の娘たちが描いたドキュメント闘病絵本。おかあさんが乳がんになって、家族の絆はより強くなった

1500円

＊読者の皆様へ 小社出版物が店頭にない場合は「地方・小出版流通センター扱」か「日販扱」とご指定の上最寄りの書店にご注文下さい。なお、お急ぎの場合は直接小社宛ご注文下されば、代金後払いにてご送本致します（送料は不要です）。

＊表示価格は本体価格です。定価は本体価格プラス税。

西日本文化協会［編］日野文雄［責任編集］

明治博多往来図絵《ずえ》　祝部《ほおり》至善《しぜん》画文集

往来で商う物売りたちの声、辻々のざわめき、庶民の暮らしと風俗が、いま甦る。驚嘆すべき記憶と、大和絵の細密な筆致で再現される明治の博多。「よい時代に生まれた幸せそのものだった」（服部幸雄氏）

5000円

斉藤泰嘉

佐藤慶太郎伝　東京府美術館を建てた石炭の神様

日本のカーネギーを目指した九州若松の石炭商。巨額の私財を投じ日本初の美術館を建て、戦局濃い中、佐藤新興生活館（現・山の上ホテル）を創設、「美しい生活とは何か」を希求し続けた男の清冽な生涯を描く力作評伝

【2刷】2500円

佐藤正彦

福岡城天守を復原する

築城の名手・黒田如水とその子長政。新発見の文書や「九州諸城図」をはじめ注目資料を読み解きながら、天守はなかったとされてきた福岡城の実像を提示し、天守破却の謎にまで迫る労作

1900円

石村善右

仙厓《せんがい》百話

「扶桑最初禅窟」こと聖福寺の仙厓さんは八十八歳までの五十年を博多で暮らした高徳奇行のお坊さま。嫌いなものは、俗物・成金・侍で、子どもや貧乏庶民には心底温かい。軽妙洒脱な逸話を集めたロングセラー。書画多数収録

【2刷】1500円

武野要子

悲劇の豪商　伊藤小左衛門《こざえもん》

東アジアの海を駆けめぐった中世博多商人の系譜を受け継ぎ、黒田の御用商人として近世随一の豪商にのぼりつめながら、禁制を破った朝鮮への武器密輸にて処刑。鎖国に揺れる西国にあって、海を目指して歴史から消えた博多商人の生涯

1500円

井口幸久・インタビュー

石心　囲碁棋士大竹英雄小伝

わずか九歳で故郷・八幡を離れ、巨匠・木谷實に入門。呉清源、林海峰、趙治勲、小林光一といった歴代の強豪と凄絶な名勝負を繰り広げた至高のマエストロが、その半生を語る

1700円

＊読者の皆様へ　小社出版物が店頭にない場合は「地方・小出版流通センター扱」か「日販扱」とご指定の上最寄りの書店にご注文下さい。なお、お急ぎの場合は直接小社宛ご注文下されば、代金後払いにてご送本致します（送料は不要です）。